U0308988

医疗大数据分析
与数据挖掘处理研究

岳根霞　著

中国原子能出版社

图书在版编目(CIP)数据

医疗大数据分析与数据挖掘处理研究／岳根霞著.
--北京：中国原子能出版社，2020.7
　ISBN 978-7-5221-0695-3

　Ⅰ．①医… Ⅱ．①岳… Ⅲ．①数据处理—应用—医疗
卫生服务—研究 Ⅳ．①R199-39

中国版本图书馆 CIP 数据核字(2020)第 133988 号

内 容 简 介

医学科学直接关乎全人类生命健康，大数据作为健康产业技术创新的核心方向之一，将对医学进步产生巨大推动力。在大数据即将被纳入国家战略的今天，如何以数据创新探索未来的医学科学，如何在庞大的数据资源中快速获取信息、提升人类医疗集体经验，是亟待探讨的现实问题。本著作基于数据视角研究了医疗大数据挖掘处理，主要内容包括医疗走进大数据时代，医疗大数据分析，医学数据挖掘，关联规则挖掘、决策树分类算法、遗传算法及其医学应用等。本书可作为从事大数据分析与数据挖掘处理工作者的参考书，也可以为医学领域大数据研究工作者和管理人员提供参考和启发。

医疗大数据分析与数据挖掘处理研究

出版发行	中国原子能出版社(北京市海淀区阜成路 43 号　100048)
责任编辑	张　琳
责任校对	冯莲凤
印　　刷	北京亚吉飞数码科技有限公司
经　　销	全国新华书店
开　　本	787mm×1092mm　1/16
印　　张	10.25
字　　数	184 千字
版　　次	2021 年 3 月第 1 版　2021 年 3 月第 1 次印刷
书　　号	ISBN 978-7-5221-0695-3　　**定　价** 52.00 元

网址：http://www.aep.com.cn　　E-mail：atomep123@126.com
发行电话：010-68452845　　　　版权所有　侵权必究

前　言

随着各种事物的行为逐步被数据所量化，医疗大数据的形式和数量也会更加丰富，整个医疗领域会迎来一个新的时期，我国医疗事业也将迎来一个新的发展高峰。

健康医疗大数据是国家的基础性战略资源和重要的生产要素，对其进行深度挖掘能够积极促进医疗健康领域的发展。目前，健康医疗大数据已用于医疗辅助决策、疾病治疗、医院管理、医药研发等领域，有效地带动了相关产业的发展。

医疗大数据行业的发展并不是一蹴而就的。自医疗信息化时代来临，我们就开始产生和积累健康医疗数据，但当时并没有大数据的概念，数据的应用价值低。那时候的数据量小、数据来源少、采样频率低、数据颗粒粗，还没有对医疗数据的下一步应用做好打算。医疗信息化行业主要解决的是数据的集成和共享问题，让系统之间实现互联互通。

随着信息化、物联网、传感器、云计算、人工智能等技术的进步，存储成本的降低，数据的价值逐步被挖掘出来，应用范围和领域也在扩展。汇集在医疗领域的数据就像一座矿山，在采集和冶炼之后，就变成了财富。

本书梳理了大数据分析与数据挖掘的基本理论，重点研究健康医疗大数据在相关领域的应用实践以及未来的发展趋势。全书共6章，第1章为医疗走进大数据时代，阐述了大数据发展的基础、大数据通用技术、医疗大数据的发展及应用现状；第2章为医疗大数据分析，主要对医疗大数据的定义、分类、描述、生命周期、资源、采集与治理进行系统阐述；第3章为医学数据挖掘，主要对数据挖掘的基础理论、数据挖掘在医学领域的应用、医学数据挖掘的常用工具进行系统阐述；第4章～第6章分别详细论述了关联规则挖掘、决策树分类算法和遗传算法及其医学应用。

纵观全书，本书主要具有如下特色：

（1）在阐述大数据和数据挖掘的相关理论时，由浅入深，循序渐进，让初学者知道入门的切入点，让专业人员又有值得借鉴的干货。帮助读者在学习医疗大数据时建立一个循序渐进的过程，便于其掌握医疗大数据的实际应用。

（2）本书在研究典型算法的过程中，通过应用实例来说明算法的计算过程。将算法应用到医疗实例中，构造一个基于大数据的医疗决策模型，并对其进行分析。本书案例丰富翔实，将理论与实际紧密结合，希望能够为健康医疗大数据领域相关人员提供有价值的参考，以此达到传道授业解惑的目的。

作者在多年研究的基础上，广泛吸收了国内外学者在医疗大数据分析与数据挖掘方面的研究成果，在此向相关内容的原作者表示诚挚的敬意和谢意。由于作者水平有限，不足之处在所难免，恳请读者批评指正。

作　者

2020 年 1 月

目　录

第1章 医疗走进大数据时代

"大数据"的概念从问世到现在,在全世界掀起了一次又一次的热潮。如今,各行各业都涉足大数据的挖掘与研究,一个大规模生产、分享和应用数据的时代已然开启。与十年前相比,手机的计算能力、存储能力等都有了飞跃性的提升。数据存储量发生了指数级增长,通过数据的采集、传输和存储等,最终导致了大数据的形成。基于互联网以及大数据技术,对医疗领域中各层次的医疗信息和数据进行挖掘和分析,这样的大数据在医疗行业的应用已逐步受到市场的关注。医疗大数据作为医疗健康发展的核心价值之一,是医疗向数字化转型的有力抓手,也是助力医疗前行不可小觑的驱动力。

1.1 大数据发展的基础

顾名思义,大数据就是数量极其庞大的数据资料。从 20 世纪 80 年代开始,每隔 40 个月世界上储存的人均科技信息量就会翻倍。2012 年,每天会有 2.5 EB 的数据产生。2014 年,每天会有 2.3 ZB 的数据产生。大数据产业是指以数据生产、采集、存储、加工、分析、服务为主的相关经济活动,包括数据资源建设、大数据软硬件产品的开发、销售和租赁活动,以及相关信息技术服务。

1.1.1 信息化积累了丰富的数据资源

随着人类社会在信息科技领域的不断进步,我国的信息化技术也迅速发展,这也使得数据资源的采集、挖掘和应用水平更加成熟。我国在政务信息化方面表现突出,向公众开放的政府网站有 8.4 万个。政务化和信息化二者的结合更加密切,对该领域的研究更加深入。目前,人们在信息方面的消费不断增多,我国网民数量已超过 8 亿,互联网政务服务用户规模超过 5 亿,均居世界首位。政府部门、互联网企业、大型集团企业积累沉淀了大量的数据资源。我国已成为产生和积累数据量最大、数据类型最丰富的国家之一。

1.1.2　大数据技术创新取得明显突破

在软硬件、平台建设、智能分析和开源技术等方面,大数据技术都有一定突破。

(1)软硬件方面。

我国的主要软硬件企业先后都推出自主研发的大数据基础平台产品,部分信息服务企业研发了适用于特定领域的数据分析工具,大数据技术创新有了进一步发展。

(2)平台建设方面。

我国的互联网巨头公司的服务器单机已达上万台,可以高效建设、运行和维护超大规模大数据平台。

(3)智能分析方面。

一批企业致力于研究深度学习等人工智能技术,在语音识别、图像理解、文本挖掘等方面的研究成果已跻身于世界前列。

(4)开源技术方面。

部分企业加大在开源技术方面的投入,为建设国际大数据开源软件社区贡献了力量。

1.1.3　大数据应用推进势头良好

大数据已经融入社会生产和生活的方方面面,其巨大价值日益得到显现。在物流领域,基于大数据技术的智能物流有效提升了物流系统的效率;在城市管理方面,大数据可以用于智能交通、环保监测等;在金融行业,高频交易、市场情绪分析和信贷风险分析离不开大数据的支持;在汽车行业,融合大数据技术的"无人汽车"将大大造福人类;在零售行业,大数据可以帮助我们发现客户关联购买行为和进行客户群体细分;在餐饮行业,大数据可以实现线上线下餐饮的有效融合;在安全领域,可以借助大数据更好地防范网络攻击和预防犯罪;在个人生活领域,大数据让我们每个人可以获得更加贴心的个性化服务。

1.2　大数据通用技术

大数据技术的实质是在不同类型的数据中迅速提取有价值的数据信息。在大数据的实际应用中存在许多高新技术,正是这些技术保证了大数据的采集、存储、挖掘和呈现。

1.2.1　数据采集与预处理

随着大数据时代的到来,对大数据的挖掘与分析已经成为当今的研究热点,而数据采集是大数据挖掘和分析的基础。因此,有效的数据采集与预处理技术对大数据挖掘研究具有十分重要的意义。

1.2.1.1　数据采集渠道

大数据的采集渠道多种多样。在健康医疗领域,数据的采集渠道除了信息系统及平台外,还可以通过移动 APP、智能终端、大型医疗设备、健康监测设备、基因测序仪和可穿戴设备等多种方式进行采集。

1.2.1.2　数据采集方法

通过不同渠道进行数据采集时,所运用的采集方法各有不同。例如,采集网络数据,主要是利用网络爬虫或网站公开 API 等方式来获取网站的数据,进而在网页提取相关非结构化数据,支持图片、音频、视频等文件或附件的采集,附件与正文可以自动关联。除了网络中包含的内容之外,对于网络流量的采集,可以使用 DPI 或 DFI 等带宽管理技术进行处理;对于系统日志的采集,很多企业都有自己的海量数据采集工具,例如 Hadoop 的 Chukwa,Apache 的 Flume,Facebook 的 Scribe 等,这些工具均采用分布式架构,能满足每秒数百 MB 的日志数据的采集和传输需求。

1.2.1.3　数据预处理技术

在进行数据分析工作之前,一般需要对数据进行必要的处理,这称为数据预处理。数据预处理工作在多数情况下是十分必要的。在数据整理的过程中,数据中的异常值和缺失值比较常见,虽然这是数据采集人员和统计工作人员最不愿意见到的,但又是无法完全避免的情况。

异常值可以根据专业知识判别,比如血压值接近于零是明显的不合理数据。此外,数值过度偏离均值可能就是异常值,如果不做处理会对最终结果造成影响。

缺失值产生的原因有很多,包括主观原因(如主观失误、历史局限等),以及客观原因(如失访、实验仪器失效等)。当缺失值总数较小时,大多数统计方法都会采取将缺失值直接删除的做法,此时对最终的分析结果影响不大。但是,当缺失值数量较大时,简单地删除缺失值会丢失大量的数据信息,基于此种做法有可能会得到错误的结论。

1.2.2 数据存储技术

当前正处于大数据时代,需要存储的数据越来越多,数据的类型也更为多样化。那么,如何对海量数据进行组织、存储变得更加重要,其中运用合理的存储技术是关键。

1.2.2.1 HDFS 分布式文件系统

HDFS 是 Hadoop 框架的分布式并行文件系统,它负责数据的分布式存储及数据的管理,并能提供高吞吐量的数据访问。

(1)HDFS 的结构。

HDFS 的体系框架是 Master/Slave 结构,一个典型的 HDFS 通常由单个 NameNode 和多个 DataNode 组成。NameNode 是中心服务器,负责文件系统的命名空间的操作。集群中的 DataNode 是一个节点部署一个,负责管理它所在节点上的存储。HDFS 暴露了文件系统的命名空间,用户能够以文件的形式在上面存储数据。

(2)HDFS 的数据接入方式。

FTP 接入:支持通过标准的 FTP 协议和 FTP 客户端直接访问 HDFS 文件。

NFS 接入:支持通过标准的 NFS 协议和 NFS 客户端直接访问 HDFS 文件。

(3)HDFS 的数据均衡。

Hadoop 集群中,包含一个 Balancer 程序,通过运行这个程序,可以使 HDFS 集群达到一个平衡状态。

①支持 DataNode 负载均衡,根据全局数据量及集群状态均衡 DataNode 上的数据块负载。一般情况下,数据在录入集群时就进行负载均衡,根据各个节点的情况来做数据平衡分发存放。

②支持写入数据时自动数据均衡,同时也支持手动命令进行数据均衡,

并制定均衡阈值。

③支持将数据块的一个副本放在正在写这个数据块的节点上，将其他副本分布到其余任意节点，减少网络 I/O。

④在某节点磁盘存满时，进行手动数据均衡，启动均衡计划逐步将数据迁移到磁盘空闲的数据节点上。

⑤在节点数量变更的情况下，进行数据均衡和数据副本迁移。

⑥在系统进行数据均衡的过程中，系统需保持业务的正常支撑，且没有性能下降。

1.2.2.2　NoSQL 非关系型分布式数据库

非关系型分布式数据库(Not Only SQL，NoSQL)是分布式存储的主要技术。NoSQL 不一定遵循传统数据库的一些基本要求，比如遵循 SQL 标准、ACID 属性、表结构等。相比传统数据库，它的主要特点包括：易扩展，灵活的数据模型，高可用性，大数据量，高性能等。

目前主要有四种非关系型数据库管理系统，即列存储 Hbase、Key-value 存储 Redis、文档存储 MongoDB 和图存储 Ne04J。

(1)列存储 Hbase。

Hbase 是一个分布式、可伸缩的 NoSQL 数据库，它构建在 Hadoop 基础设施之上。Hbase 以 Google 的 BigTable 为原型，设计并实现了具有高可靠性、高性能、列存储、可伸缩、实时读写的数据库系统，用于存储粗粒度的结构化数据。

(2)Key-value 存储 Redis。

Redis 是一个高性能的 Key-value 存储系统，基于 C/C++ 开发，运行速度快，为了保证效率，数据都是缓存在内存中。采用 Master-Slave 架构。支持存储的 value 类型比较多，包括 String(字符串)、List(链表)、Set(集合)和 Zset(有序集合)。这些数据类型都支持 Push/Pop、Add/Remove 及取交集、并集和差集等丰富的操作，虽然采用简单数据或以键值索引的哈希表，但也支持复杂操作，同时支持事务，支持将数据设置成过期数据。

(3)文档存储 MongoDB。

MongoDB 可以为 Web 应用程序提供可扩展的高性能数据存储解决方案。MongoDB 基于 C++ 开发，保留了 SQL 一些友好的特性(查询、索引)；基于 Master-Slave 架构，内建分片机制，数据存储采用内存到文件映射，对性能的关注超过对功能的要求；支持 JavaScript 表达式查询。

MongoDB 适用于需要动态查询支持，需要使用索引的分布式应用，对大数据库有性能要求，需要使用 CouchDB 但因为数据改变频繁而占满内存的应用程序。

（4）图存储 Ne04J。

Ne04J 基于 Java 语言开发，是基于关系的图形数据库。它可以独立使用或嵌入 Java 应用程序，图形的节点和边都可以带有元数据，多使用多种算法支持路径搜索，使用键值和关系进行索引，为读操作进行优化，支持事务（用 Java API），使用 Gremlin 图形遍历语言，支持 Croovy 脚本，支持在线备份、高级监控及高可靠性，支持使用 AGPL/商业许可。

Ne04J 适用于图形类数据，如社会关系、公共交通网络、地图以及网络拓扑等，这是 Ne04J 与其他 NoSQL 数据库的最显著区别。

1.2.2.3　虚拟存储技术与云储存技术

为实现存储的低成本、高可扩展性与资源池化，需要采用虚拟存储技术和云存储技术。

（1）虚拟存储技术。

虚拟存储技术是指将存储系统的内部功能从应用程序、计算服务器、网络资源中进行抽象、隐藏或隔离，最终使其独立于应用程序、网络存储与数据管理。虚拟存储技术将底层存储设备进行抽象化统一管理，底层硬件的异构性、特殊性等特性都将被屏蔽，对于服务器层来说只保留其统一的逻辑特性，从而实现了存储系统资源的集中，提供方便、统一的管理。相比于传统的存储，虚拟存储技术磁盘利用率高、存储灵活、管理方便，并且性能更好。

（2）云存储技术。

云存储是云计算技术的重要组成部分，是云计算的重要应用之一。在云计算技术发展过程中，伴随着数据存储技术的云化发展历程。随着互联网技术的不断提升，宽带网络建设速度的加快，大容量数据传输技术的实现和普及，传统的基于 PC 的存储技术将逐渐被云存储技术所取代。

1.2.3　数据处理技术

1.2.3.1　基于并行计算的分布式数据处理技术（MapReduce）

Hadoop MapReduce 是一种分布式海量数据处理框架。它采用主从结构，在一个 MapReduce 集群中有一个控制节点和多个工作节点。当集群运行时，所有的工作节点会定期地向控制节点发送心跳信息，报告本节点的当前状态。收到心跳信息后，控制节点会根据当前的工作情况和工作节点自身的状态给工作节点发送指令信息。控制节点根据收到的指令信息会完成相应的动作。MapReduce 框架实现的是跨节点的通信,擅长横向扩充、负载均衡、失效恢复、一致性等功能,适合有很多批处理的大规模分布式应用,如日志处理、Web 索引建立等。

1.2.3.2　分布式内存计算处理技术(Spark)

对于一些需要快速实时分析的业务操作,需要快速地对最新的业务数据进行分析处理。在线实时分析计算框架是为集群计算中特定类型的工作负载而设计的,引进了内存集群计算的概念。

Spark 引进了名为弹性分布式数据集(Resilient Distributed Datasets,RDD)的抽象。RDD 是分布在一组节点中的只读对象集合。这些集合是弹性的,如果数据集部分丢失,则可以对它们进行重建。重建部分数据集的过程依赖于容错机制,该机制可以维护"血统"(即允许基于数据衍生过程重建部分数据集的信息)。

1.2.3.3　分布式流处理技术(Storm)

对于现在大量存在的实时数据,比如股票交易的数据,数据实时性强、数据量大且不间断,这种实时数据被称为流数据(Stream)。流计算(Stream Computing)是专门针对这种实时数据类型(流数据)准备的,是一种高实时性的计算模式,需要对一定时间窗口内应用系统产生新数据完成实时的计算处理,避免造成数据堆积和丢失。典型的应用场景包括证券数据分析、网站广告的上下文分析、社交网络的用户行为分析等。

Storm 是 Twitter 的开源流计算平台。利用 Storm 可以很容易做到可靠地处理无限的数据流,进行实时数据处理。Storm 可以使用任何编程语言,可以采用 Cloiure 和 Java,非 JVM 语言可以通过 Stdin/Stdout 以 JSON 格式协议与 Storm 进行通信。Storm 的应用场景很多,例如实时分析、在线机器学习、持续计算、分布式 RPC 等。

1.2.4　大数据分析与挖掘技术

大数据时代,医疗卫生领域不同业务不同格式的数据从各个领域涌现出来。大数据往往含有噪声,具有动态异构性,是互相关联和不可信的。

1.2.4.1　分类挖掘算法

目前在医疗数据处理中使用的主要分类算法有决策树学习、贝叶斯分类算法、人工神经网络等。

（1）决策树学习。

决策树学习是以实例为基础的归纳学习算法，构造决策树的目的是找出属性和类别间的关系，用它来预测将来未知类别的记录的类别。决策树可以用于临床的疾病辅助诊断，从临床数据库中提取诊断规则，提高诊断正确率。

（2）贝叶斯分类算法。

贝叶斯分类算法是一类利用概率统计知识进行分类的算法，用来预测一个未知类别的样本属于各个类别的可能性，从而发现数据间潜在的关系。贝叶斯算法可以用于手术结果预测、医疗服务质量评价等。

（3）人工神经网络。

人工神经网络是一种类似于大脑神经突触连接的结构进行信息处理的数学模型。而神经网络同时需要进行网络学习的训练。当前的神经网络存在收敛速度慢、计算量大、训练时间长、不可解释等技术瓶颈。而在医疗领域，人工神经网络可以用于确定疾病危险因素、研究疾病发生率的变化趋势等。

1.2.4.2　文本挖掘算法

医疗数据包括各种结构化、非结构化和半结构化的数据。要想对这些海量数据进行有效的处理，必须对非结构化和半结构化的数据进行处理，使其能够被系统快速地识别、应用。

1.2.4.3　数据理解与提取

要对具有多样性的大数据进行有效分析，需要对数据进行深入的理解，并从结构多样、语义多样的数据中提取出可以直接进行分析的数据。这方面的技术包括自然语言处理、数据抽取等。自然语言处理是研究人与计算机交互的语言问题的一门学科。处理自然语言的关键是要让计算机"理解"自然语言，所以自然语言处理又叫作自然语言理解（Natural Language Understanding，NLU），也称为计算语言学，它是人工智能（Artificial Intelligence，AI）的核心课题之一。信息抽取（Information Extraction）是把非结构化数据中包含的信息进行结构化处理，变成统一的组织形式。

1.2.4.4　数据挖掘

数据挖掘指的是从大量数据中通过算法搜索隐藏于其中的信息的过程，包括分类（Classification）、估计（Estimation）、预测（Prediction）、相关性分组或关联规则（Affinity Grouping or Assoeiation Rule）、聚类（Clustering）、描述和可视化(Description and Visualization)、复杂数据类型挖掘(Text、Web、图形图像、视频、音频等)。

1.2.4.5　数据可视化

数据可视化是关于数据视觉表现形式的科学技术研究。对于大数据而言,由于其规模、高速和多样性,用户通过直接浏览来了解数据,因而,将数据进行可视化,将其表示为人能够直接读取的形式,显得非常重要。目前,针对数据可视化已经提出了许多方法,这些方法根据其可视化的原理可以划分为基于几何的技术、面向像素的技术、基于图标的技术、基于层次的技术、基于图像的技术和分布式技术等;根据数据类型可以分为文本可视化、网络(图)可视化、时空数据可视化、多维数据可视化等。

数据可视化应用包括报表类工具(如 Excel)、BI 分析工具以及专业的数据可视化工具等。

1.3　医疗大数据的发展及应用现状

1.3.1　医疗大数据的发展

医疗大数据行业以数据规模为基础,且在政策和资本的鼓励下,部分应用场景进入市场启动期,如健康管理、辅助决策(全科辅助决策、影像病理辅助诊断等)、医疗智能化等。随着医疗大数据/AI 技术长期的实践探索,产品不断更新完善,预估 2~5 年内,产品将首先在 B 端客户中进行推广。随后,伴随软件友好度和准确度的上升,在 B 端客户使用的影响下,C 端市场将展开竞争。

1.3.1.1　医疗大数据的发展阶段

电子化、结构化、标准化、区域化,是医疗大数据发展的阶段,如图 1-1 所示。

第一阶段,纸质病历的电子化。

数据的电子化,把原本手写的数据用电子化的方式储存起来。这样一来,医生便能通过计算机快速实现所有操作。

第二阶段,数据结构化。

不仅方便医生抓取一些字段做科学分析,同时也规范了医生书写电子病历的习惯,便于后期查阅。

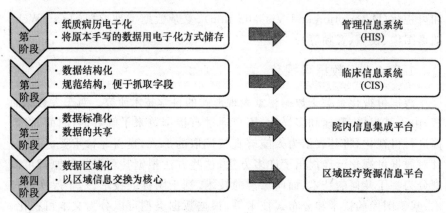

图 1-1 医疗大数据发展的阶段

第三阶段,数据标准化。

各个科室系统之间存在信息共享和相互利用的需求,而实现数据共享和互通的前提,是各个系统之间的数据交互必须遵循标准的规范。对此,国家相继发布了《电子病历基本架构与数据标准》《电子病历共享文档规范》等指导性文件。不少医院信息系统参与互联互通成熟度测评,为日后数据应用奠定基础。

第四阶段,数据区域化。

建立区域医疗资源信息平台。不同医院不仅需要互联互通,还需要为患者建立全生命周期的健康大数据,如图 1-2 所示。

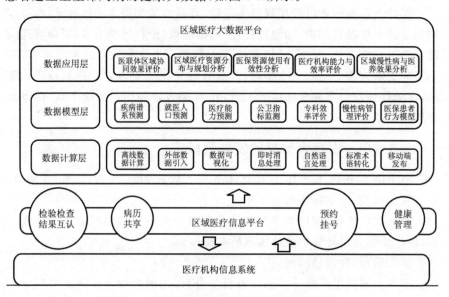

图 1-2 区域医疗大数据平台的架构

　　结构化电子病历是健康医疗大数据应用的基础。医生在进行科研时，需要把数据按字段进行分类。如性别、年龄、疾病诊断，这些数据都是可以结构化的：在病历里，这类信息十分零散，不同的医生表达的方法也不尽相同。结构化电子病历不仅可以规范诊疗行为，还便于医生进行科研分析和利用人工智能进行数据识别、学习和数据的深度挖掘。

1.3.1.2　医疗大数据沙漏模型

　　下面从数据采集、数据治理和数据应用三个方面描述了医疗大数据的发展流向，绘制了医疗大数据的沙漏模型，如图 1-3 所示。数据的采集、治理和应用，反映了大数据的状态变化，以及从数据形成知识、从知识指导行动的过程。

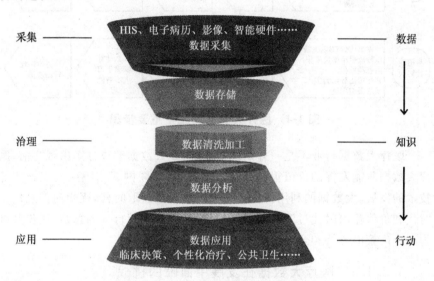

图 1-3　医疗大数据的沙漏模型

　　更细分一些，医疗大数据领域可以分成数据采集、数据存储、数据清洗加工、数据分析、数据应用五个方面。医疗大数据的输入端是各种信息化系统、传感器、智能设备所产生的医疗健康数据。庞大的医疗大数据在收集完成后存储在数据中心，然后经过清洗加工后，挖掘其内在有用的数据。最后，通过大数据分析后产生的知识来指导医疗行为，从而产生价值。

　　通常人们只认识到医疗大数据的数据来源越来越丰富，也认识到医疗大数据可以为医疗服务提供有价值的参考意见。前面已经提到，大数据量虽大，但是垃圾数据居多，有价值的数据比例不高。医疗大数据如果能够经过中间步骤的清洗和加工,那么所能发挥的价值会更大。所以,医疗大数据的三个重要步骤缺一不可,如图 1-4 所示。

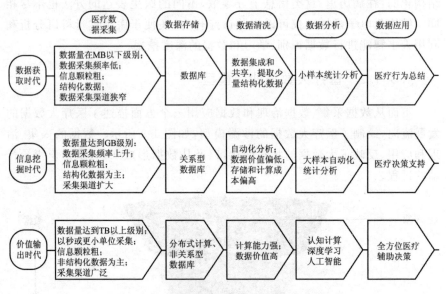

图 1-4　医疗大数据的三个重要步骤

　　医疗大数据行业不是一开始就形成的,在大数据解决方案出现之前,医疗大数据所能发挥的价值很低。随着信息化、物联网、云计算、人工智能等技术的发展,大数据的利用价值在增大。从数据获取时代,逐步向信息挖掘时代和价值输出时代过渡。而数据的价值,也从医疗行为的总结,逐步升级为医疗决策的支持和全方位医疗辅助决策。

1.3.1.3　医疗大数据在发展中面临的挑战

　　阻碍医疗大数据产业发展的问题主要有两点:一是数据互联互通的融合问题,二是数据共享机制的问题。通过国家力量联合产业资本,能有效解决互联互通的融合问题,建立健康医疗大数据行业的共享机制,搭建行业共享平台,更好推动大数据及人工智能在医疗、医药产业的应用落地。

　　在大数据时代下,尽管大数据分析能够产生更大的商业价值,大数据存储和分析技术的发展也得益于商业场景中数据量的激增和数据种类的多样化,但医疗大数据依然面临很多挑战,以下将从不同维度描述其具体表现。

　　(1)数据的巨量性。

　　医疗数据中的影像数据增长最快,其次是电子病历数据。这就要求海量数据系统一定要有相应的数据存储与计算能力。除数据规模巨大之外,医疗管理信息系统还拥有庞大的文件数量,因此如何管理文件系统层累积的元数据也是一个难题。

（2）数据的高速性。

随着医疗行业信息化的逐步推进,越来越多地需要对医疗实时数据进行快速处理,如手术室的麻醉监控、床边心脏监视、血糖检测、心电图、ICU传染源检测与识别,自动控制的胰岛素泵低温病床,以及新型家用、急诊或医院使用的基于网络的检测设备等产生的实时信息。医疗大数据应用中的实时性问题,要求对数据进行实时或准实时的处理、秒级的查询需求响应。

（3）数据的多样性。

医疗行业所产生的信息除了传统的结构化数据以外,还包括大量的传统非结构数据,如医护人员手写的笔记,费用登记记录,纸质处方,医学影像胶片,MRI 和 CT 产出影像等,以及新生的非结构数据,如体检设备、基因数据、社交媒体等。医疗数据是复杂而具有多样性的,而且由于医学数据的特殊相关性,在做决策的时候很多情况下要依据各种不同的数据,包括图形与图像、社交数据、机器产生的数据和医学文档等。

（4）数据是非规范的。

各种不同的机构产生并存储了大量的医疗信息,但产生的医疗大数据还不够规范,而进行数据挖掘需要数据较为规范,所以这是一直以来难以利用现有技术对医疗大数据进行很好的处理、分析以及应用的重要原因之一。

（5）医疗大数据并发访问性。

一旦认识到医疗大数据分析应用的潜在价值,就会有更多数据集被纳入系统进行研究,同时会有更多的人关注以及使用这些数据。对于这些可能存储在多个地点的多种不同类型存储设备上的医疗数据,并发问题将会日益突出。

（6）医疗大数据的安全保护。

医疗数据和应用呈现指数级增长趋势,也给动态数据安全监控和隐私保护带来极大的挑战。现有隐私保护和隐私执行的国际标准是基于传统的告知和许可的条件下,比如 Cookie。但是,在大数据环境下更强调数据的二次应用,使用者无法预测将来数据的使用形式和功能。在这种情况下,将来的医疗大数据的安全保护趋势是不能仅依托个人的许可,而是更强调数据使用者的责任。

（7）现阶段缺乏技术支持。

目前,大部分医疗机构仍然很难从现有的系统中获取各类所需要的数据与信息。医疗大数据面临的挑战不仅来自数据量的增长,还来自应对这种变化的新技术的支持。

（8）性价比问题。

医疗机构在构建医疗大数据系统时需要考虑成本和大数据系统产生的价值数据的存储架构是否合理，不仅影响医院 IT 系统的成本，而且关乎医院的运营成本与盈利。医院的存储设备大多是由不同厂商构成的完全异构的存储系统，这些不同的存储设备利用各自不同的软件工具来进行控制和管理，这样就增加了整个系统的复杂性，而且管理成本非常高。

（9）医疗机构的变革的谨慎性。

目前医疗大数据行业创新中存在五个方面的挑战，正在推动医疗机构的变革，其中包括：

①临床创新，新技术、设备、药品、治疗方法和交付模式。

②监管审查，新的制度需要确保医疗健康机构的安全性。

③竞争威胁，医疗机构面临了更多相关行业的竞争对手，包括保健品零售机构以及家庭护理机构等。

④个性化医疗，数据的需求不断增长，医疗机构需要为患者提供质量更高、更具个性化的医疗服务。

⑤经济限制，政府部门希望进一步降低医疗成本，鼓励创新。

（10）完整体系的建设。

医疗机构的 IT 建设中，还没有真正形成一个完整的体系，能够去收集并利用临床数据、成本数据、基因数据以及患者在网络中表达的情绪数据等，进而能够帮助医疗机构，对这些数据进行集成与分析，并针对每位患者创建一个 360°的完整视图。

1.3.2　医疗大数据的应用现状

研究医疗大数据之前，首先要了解什么是个人健康大数据。介入健康大数据是指个人从出生到死亡的全生命周期过程中，因免疫、体检、门诊、住院等健康活动所产生的大数据。按照数据的归属不同，可分为留存到医疗卫生领域的数据、金融保险领域的数据和公安领域的数据等。留存于医疗卫生领域的大数据，我们理解为医疗大数据。通过对医疗大数据的分析和加工，可以挖掘出和疾病诊断、治疗、公共卫生防治等方面的重要价值。

从最早的手工统计，到计算机的出现，再到各种传感器技术的普及，数据的收集和存储更加方便，变成了自动化、数字化、密集化的方式，来源也越来越广。在过去的十年里，随着电子病历的实施，医疗保健数据量呈指数级增长，再加上制药企业和学术研究机构档案，以及数万亿的数据流从智能化设备、可穿戴式设备的传感器中得到，医疗大数据洪流已经滚滚而来。

现阶段电子病历的广泛应用,使得有价值的医疗大数据实现了快速增长,可供医生、研究者和患者使用的数据量极大地提升。大数据分析可以帮助医生确定治疗方案、药物种类和剂量、公共卫生防疫等临床指导,也可以帮助医院的管理者制定更好的管理方式,帮助保险方制定更好的医疗保险支付模式。医疗服务的提供者获取了更多的大数据信息之后,从经验医疗向循证医学进行转变。我们需要不断引入新技术、新概念,提升对这些数据的管理和分析能力,为管理者和临床医务人员做出准确的工作决策提供依据。

1.3.2.1　医疗大数据在不同领域的应用

从目前来看,医院、药企、保险公司等对数据的需求相对较高,它们需要借助大数据应用以提升经营利润并降低成本,但是目前的情况是,医疗行业基础数据层面的建设仍然比较欠缺,数据应用层面也远远没有形成一定的市场规模。

(1)医院。

对于医院来说,大数据的价值在于能够提升医院管理水平、服务效率以及临床诊疗的效果。

目前,医院的大数据应用有两大方向,具体如图 1-5 所示。

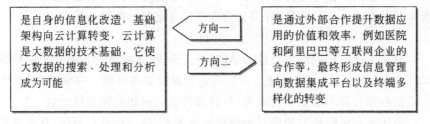

图 1-5　医院大数据的应用方向

(2)药企。

对于药企来说,大数据应用主要有两个方面,具体如图 1-6 所示。

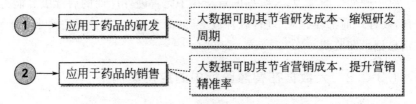

图 1-6　药企大数据的应用方向

药品行业专业性较强,药企在大数据业务方面面临的最大挑战是:如何找到那些既懂得数据挖掘又对制药产业了然于胸的人员,将繁杂的信息处理成简单明了的语言,有利于公司管理层更迅速制定有效的市场战略。

(3)保险业。

对于医疗保险企业而言,大数据的价值在于提供更精准的保险服务,降低赔付险支出。在医疗社保方面,保险公司可以更多地利用信息技术使医疗服务的提供变得更加便捷,如图1-7所示。

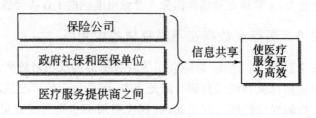

图1-7 大数据对医疗保险业的影响

对于商业医疗保险机构的市场和销售而言,如何获得新客户和保留既有客户是核心内容。应用大数据挖掘可以剖析客户参保人群的费用驱动因素及健康情况,不仅可以为优化保障设计与精算定价提供有力支持,更可以以深度分析结果报告作为业务洽谈的基础,增进与客户的沟通,赢得客户对保险公司专业水平的信赖,并据此为客户量身定制相关增值服务。

(4)互联网平台(移动APP/医疗门户网站/电商)。

对于医疗门户网站以及移动APP平台来说,大数据的价值在于能够帮助其优化服务,提升用户黏性,为其商业化提供更多可能。移动APP具有一定的数据收集和数据分析能力,是目前数据应用相对领先的领域。

应用平台可将用户使用行为数据记录下来,进行整理与分析,从而能够得到用户的偏好以及潜在需求,为优化服务提供切实的可参考依据,并进行有针对性的广告与营销服务,发挥数据分析的价值。

(5)医疗硬件厂商。

对于硬件厂商来说,大数据的意义在于完善硬件厂商的后续服务能力。目前,硬件厂商都在建立"硬件软件服务"的商业模式,其数据主要来源于硬件信息记录和监测。

1.3.2.2 大数据在智慧医疗中的应用案例

(1)用药分析。

美国哈佛大学医学院通过整理八个附属医院的患者电子病历信息,从中归纳出某一年销售额达到百亿美元的一类主要药物有导致致命的副作用的可能性,该分析结果提交美国食品药品管理局后,此类药物下架。

(2)病因分析。

英国牛津大学临床样本中心,选取15万人份的临床资料,通过数据分析得出了50岁以上人群正常血压值的分布范围,改变了人们对高血压的认识。

(3)移动医疗(手机APP)。

①IBM推出MobileFirst策略,专门针对各种无线终端,支持IOS、安卓系统。通过MobileFirst平台,在各种移动终端对象里嵌置API和相关的APP应用采集和分析这些无限终端的数据。

②Gauss Surgical正在开发一款iPad APP来监测和跟踪外科手术中的失血情况。外科手术工作人员使用iPad扫描手术过程中纱布和其他表面吸收的血液。使用算法估测这些表面上的血液总量,然后估算出患者在手术过程中的失血量。

③意大利电信近期推出Nuvola It Home Docto系统,可让在都灵Molinette医院的慢性病患者通过手机在家中监测自己的生理参数。相关数据将自动地通过手机发送到医疗平台,也可以通过ADSL、WiFi和卫星网络得到应用。医生通过网页接入这个平台,及时获取数据并调整治疗方案。

④IBM在上海的部分医院推出了BYOD系统,即员工自费终端,用来提高医生和护士在医院的移动性。通过和开发商合作,推出移动护理应用,将医生和护士的各种移动终端连在同一网络下,便于医生和护士了解患者在医院的位置和健康状况,也提高了医生和护士的移动性。

⑤美国远程医疗(Telemedicine)公司研制成功了一款功能强大的医疗设备"智能心脏",把手机变成一款功能齐全的医疗工具,用来监测用户可能存在的心脏病问题。

(4)基因组学。

DNAnexus、Bina Technology、Appistry和NextBio等公司正加速基因序列分析,让发现疾病的过程变得更快、更容易和更便宜。

(5)疾病预防。

如何能不通过昂贵的诊断技术就能诊断早期疾病是医学界的一大课题,Seton医疗机构目前已经能借助大数据做到这一点。例如,充血性心脏衰竭的治疗费用非常高昂,通过数据分析,Seton的一个团队发现颈静脉曲张是导致充血性心脏衰竭的高危因素。

(6)众包。

医疗众包领域最知名的公司当属社交网站PatientsLikeMe,该网站允许用户分享他们的治疗信息,用户也能从相似的患者的信息中发现更加符合自身情况的治疗手段。

（7）可穿戴医疗。

①智能手表等消费终端动态监控身体状况。

②针对白领女性对健康和美的追求推出计步减肥的应用,针对婴儿和老人等推出的位置定位和健康监测应用等。

③NEC 提供婴儿防盗、人员定位解决方案,集成 FRID 技术、手持 PDA、腕带技术、监控系统、报警系统等,使医院可以实时了解患者的动向及状况,很大程度上避免了抱错婴儿、婴儿丢失、患者走失等事件的发生。该系统中还增加加速感应装置,监视老年患者摔倒,使老年人能得到及时有效的救治防护措施,提高医疗服务质量,加强医疗安全。

第2章　医疗大数据分析

尽管很多人对于大数据这个概念已经"耳熟能详"了,但是在具体含义及其相关内涵上仍需要再次阐述,而且与医疗领域相结合的基本概念及其相关问题还没有被人具体表述过。

本章将从定义、分类、描述、生命周期入手对医疗大数据加以说明,以此阐述现有国内外研究现状及其面临的挑战。

2.1　医疗大数据定义

医疗大数据既包括个人健康,又涉及医药服务、疾病防控、健康保障、食品安全和养生保健等多方面数据。医疗大数据对改进健康医疗服务模式,对经济社会发展都有着重要的促进作用,是国家重要的基础性战略资源。

医疗大数据的发展与应用将带来健康医疗模式的深刻变革,有利于提升健康医疗服务效率和质量,不断满足人民群众多层次、多样化的健康需求,为打造健康中国提供有力支撑。

医疗大数据符合大数据的数据规模大、数据种类多、处理速度快及数据价值高密度低的特征,即:

(1)数据量大。

从 TB 到 PB 到 EB,再到 ZB,医疗大数据以 48% 的年增长率快速增长,这些数据早已超过了人力所能处理的极限。

(2)数据种类多。

医疗数据中既有结构化的数据,也有非结构化的数据。结构化数据包括 Oracle(甲骨文股份有限公司,是全球大型数据库软件公司)、MySql 等数据库的数据,半结构化数据如 XML 文档,非结构化数据包括 Word、PDF 文档、音视频、影像等。

(3)数据产生快,处理快。

医疗信息服务中存在大量在线或实时数据分析处理的需求。需对数据进行实时或准实时的处理、秒级的查询需求响应。例如临床中的诊断和处方数据、健康指标预警等。

（4）数据价值密度低。

各个区域内不同医疗机构中患者的基础信息和各种临床信息资源分散、重复、孤立，导致有效信息闲置、信息重复或不一致，很难得到有效利用。

同时，也有健康医疗大数据特有的一些特征，具体表现在：

（1）不完整性。

目前的技术无法全部搜集、处理和全面反映任何疾病的全部信息，数据存在偏差和残缺，造成健康医疗数据的不完整性。

（2）长期保存性。

按照相关规定，门急诊患者的数据保存不得少于 15 年，住院数据保存30 年，影像数据无限期保留。

（3）时间性。

患者的就诊、疾病的发病过程在时间上有一个进度，医学检验的波形、图像都是时间函数，这些都具有一定的时间性。

（4）冗余性。

医学数据量大，每天都会产生大量信息，其中可能会包含重复、无关紧要甚至是相互矛盾的记录。

2.2　医疗大数据分类

医疗大数据可以从不同维度进行分类，例如按照数据结构的不同，健康医疗大数据可以分为结构化数据、非结构化数据和半结构化数据三类。结构化数据就是数字和符号；非结构化数据包括图片、声音、视频等；半结构化数据介于结构化数据和非结构化数据两者之间，通常指结构变化很大的结构化数据，例如各式各样的患者病历数据。结构化和半结构化数据比较易于存储和分析，诊疗数据、电子病历、电子账单等都属于这类数据。但是基因序列、医疗影像等都属于非结构化数据，无法像结构化数据那样易于存储和分析，目前各类应用都在尝试如何将这些数据充分利用，挖掘数据的潜在价值。

按照数据产生的来源，医疗大数据可以分为临床大数据、健康大数据、生物大数据和经营运营大数据四类，具体如表 2-1 所示。

表 2-1　医疗大数据分类

类别	描述	数据来源
临床大数据	电子病历数据,医学影像数据,患者终生就医、住院、用药记录,标准化临床路径数据等	医院、基层医疗机构、第三方医学诊断中心、药企、药店
健康大数据	电子健康档案、监测个人体征数据、个人偏好数据、康复医疗数据、健康知识数据等	基层医疗机构、体检机构
生物大数据	不同组学的数据,例如,基因组学、转录组学、蛋白组学、代谢组学等	医院、第三方检测机构
经营运营大数据	成本核算数据,医药、耗材、器械采购与管理数据,不同病种治疗成本与报销、药物研发数据,消费者购买行为数据,产品流通数据,第三方支付数据等	医院、基层医疗机构、社保中心、商业保险机构、药企、药店、物流配送公司、第三方支付机构

2.3　医疗大数据描述

2.3.1　元数据

元数据描述数据的产生、并随时间推移而演化的整个过程的信息,为数据提供了一个参考框架,用于让使用者更好地获取、使用和管理信息资源。一般来说,元数据包括如下三类。

2.3.1.1　技术元数据

技术元数据主要包括定义数据结构的元数据,如表、字段、数据类型、索引和关系引擎中的分区,以及数据库、维度、度量和数据挖掘模型。在数据清洗(Extract Transform Load,ETL)过程中,技术元数据为特定任务定义了来源和目标、转换过程以及相互之间的关联及映射等。

2.3.1.2　业务元数据

业务元数据利用不同用户可访问的形式从业务的角度描述了数据集的内容和用户。主要呈现了数据的类型、来源和含义，以及数据在数据仓库中和其他数据的关系和约束，有助于业务人员更恰当地应用数据资源。

2.3.1.3　过程元数据

过程元数据是度量任务事件的数据，具体来说是用于描述不同操作的执行状态和结果。在进行数据清洗操作时，每个任务都会记录有关任务执行情况的关键数据，包括任务开始时间、结束时间、执行共性状态、返回结果等，可用来监控系统性能并作为改进系统的依据。

借助共享的元数据，每个系统能够访问有关数据存储位置以及与其关联的业务规则和逻辑，保证每个用户能查看潜在更改带来的影响。包括元数据血缘分析、变更管理和数据审计等，以提供数据集成融合的可回溯能力。

大量该领域专家和主流数据仓库厂商起草制定出了元数据建模和交换的标准——公共仓库元模型（Common Warehouse Model，CWM）。CWM 通过一套元数据模型和对象访问应用程序接口（Application Program Interface，API）来对元数据进行语法和语义上的描述。同时采用统一建模语言（Unified Modeling Language，UML）建模技术和 XMI/XML 为元数据定义和交换的标准。在对象管理组（Object Management Group，OMG）对于 CWM 规范的积极推动下，数据产品生产商在数据库系统产品中实现对这一规范的支持，使得基于该规范的 ETL 技术的实现也有了广泛的研究。

2.3.2　本体

由于其所具有的强大的知识表示和推理能力，本体已经在很多领域得到了广泛的应用，例如语义 Web、知识工程、自然语言处理、数据库、信息获取、信息集成、生物医学、军事科学等领域，用于异构信息源之间的交互、辅助组织中人与人之间的沟通等。

2.3.2.1　医疗信息的本体建模技术

医疗大数据跨区域、跨机构的数据采集、数据交换、信息处理与分析需求，需要相应的医疗健康信息的本体。本体建模涉及一系列相关技术，包括数据集成与融合、数据仓库与数据挖掘、数据展示与系统集成等多个环节；

本体建模是一项高度集成的基础性技术,为各种综合应用提供支撑。此外,还需要对医学与健康理论等相关知识进行计算机可处理化,结合健康数据、诊疗数据等信息,构建健康医疗信息的本体模型。在应用本体模型的基础上,针对大数据的具体应用,需研究构建多种分析模型和分析算法,提供比对处理、统计处理、预报预警处理、因果分析处理等智能分析功能,从而可以大幅度提高健康医疗业务水平。

2.3.2.2　基于本体的语义搜索

(1)本体在智能信息检索中的作用。

由于本体能够很好地描述概念以及概念与概念之间的关系,具有良好的概念层次结构和对逻辑推理的支持,因而将本体引入信息检索系统后,能够为改进信息检索性能提供组织形式和语义上的保证。通过分析和总结可以发现,本体能够在智能信息检索系统的以下环节发挥作用:

①语义标注:根据本体对检索对象进行语义标注,即通过分析文档的特征词汇建立词汇与概念之间的映射关系,从而把文档跟本体关联起来,把文档隐含的语义信息显式地表达出来;进行语义标注所使用的词汇、术语以及描述被标注资源之间关系所使用的词汇都可以通过本体给出。

②基于本体的索引:基于本体的索引由通过语义分析得到的揭示文档内容的特征词汇及其关系构成,通过语义标注完成。

③基于本体的查询扩展:主要是借助本体丰富的语义关系及其推理机制对用户的查询进行语义层次的扩展,从而使检索系统能够更好地理解用户查询意图,帮助用户明确查询目标,能够在一定程度上弥补用户查询表达不够充分的缺陷,因此有助于提高信息检索系统的查全率和查准率;当在检索中需要使用推理工具进行推理时,所有资源之间的关系以及对属性的约束等条件也可以由本体给出。

(2)基于本体的语义检索框架。

基于本体的智能信息检索系统是语义检索系统的一种。基于本体的智能检索系统应包含信息采集、本体获取和扩展、语义标注、语义索引、查询处理、检索和排序等部分,如图 2-1 所示。

①信息采集:使用网络爬虫在互联网上爬取网页并下载到本地磁盘中,然后对网页中的文本内容进行抽取和预处理,为后续进行语义标注等做准备。

②本体获取和扩展:从语义网上获取本体或者根据领域检索需求构建本体,通过本体学习方法自动获取本体中的概念和概念间关系等,或者通过信息抽取和标注的方法构建本体,并对本体库不断进行扩展。

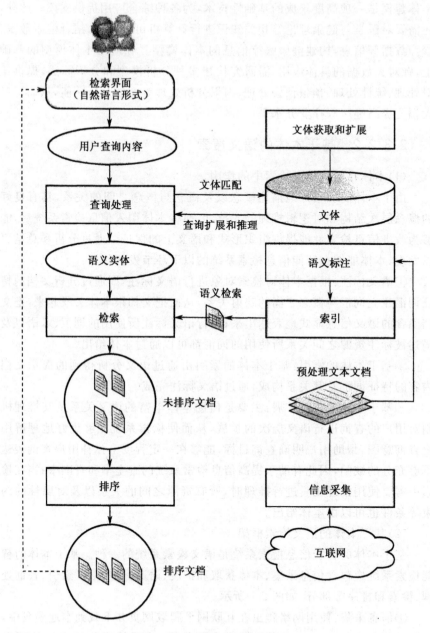

图 2-1　基于本体的语义检索框架

③语义标注:在文本文档中识别出本体中的实体,包括本体中的类、属性、实例等,然后生成相应的标记。

④语义索引:为文本文档建立基于本体的索引,建立文档和一系列的语

义实体和语义关系的连接,给语义实体和关系赋予权重。

⑤查询处理:对用户查询进行分词等预处理并与本体的内容进行匹配,基于本体的语义关系和描述逻辑公理进行查询扩展和推理,得到新的更能反映用户查询意图的查询词。

⑥检索和排序:对新的查询词进行检索,基于语义相关度计算出实例与文档的相关度后,还需要计算查询实例与文档的相似度等,得到各个文档的排序得分。最后,按排序得分高低将排好序的检索结果返回给用户。

2.4　医疗大数据生命周期

目前,行业认可度比较高、内涵比较全面的定义来自数据管理组织(The Data Management Association,DAMA),即数据生命周期是数据从创建、采集、使用到消亡的全过程。如图 2-2 所示,为大数据生命周期示意图。

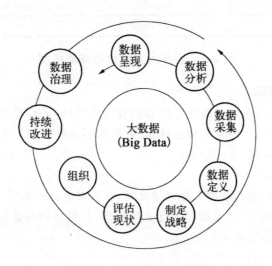

图 2-2　大数据生命周期

通过分析大数据的生命周期过程、医疗大数据的主要类型和特征,以及医疗大数据未来面临的挑战,提出了一种医疗数据生命周期管理的模型(Medical Data Lifecycle Management,MDLM),如图 2-3 所示,其具体内容如下。

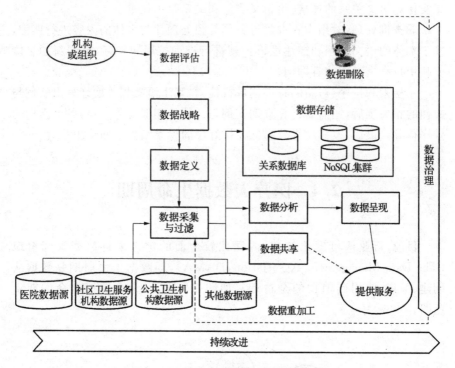

图 2-3　医疗大数据生命周期模型

（1）组织机构。

MDLM 的组织与机构除了自身的管理团队外，还包括国际、国家和地方的卫生标准组织，制定的数据评估、数据战略及数据定义等也应符合相关组织的规划及标准。

（2）数据采集与过滤。

在不同时间进行数据采集与过滤时，其需求也有所不同，为了确保该时间的数据可追溯，应对元数据进行全局管理，并对后期的数据共享、分析及呈现进行一致性管理。

（3）数据存储。

根据医疗数据的规模或用途，需要将其存储在关系数据库或者非关系数据库（NoSQL）中。还可以根据数据的使用频率，将其存储在实时库、离线分析库及备份归档库，使数据得到有效存储，保证业务的实时与高效运行。

（4）数据治理和持续改进。

该工作贯穿于整个数据生命周期，通过建立完整的体系，来监督、检查、协调多个相关职能部门的目标，从而优化和利用医疗大数据，使其发挥真正的价值。

2.5　医疗大数据资源

医学及其相关领域的数据资源多种多样。例如,根据数据的组织形式,分为通用和专用数据资源。医疗信息化早期均由通用的数据库系统(如 Oracle,SQL Sever,DB2 等)来管理数据;而医学影像(如 X 线片、MR、CT)等的数据处理则需要专门的设备或软件,这属于专用数据资源。又如,根据数据存储位置,既能被分成医疗服务提供者、卫生管理机构、患者、医疗支付方和医药产品供应商,又能被分成私人企业、政府和公共部门,等等。

2.5.1　领域内数据资源

医学领域内的数据资源,按照类型来分大致有电子病历、医学影像、临床检验和医患行为这 4 种。

2.5.1.1　电子病历

目前,世界各地的医疗机构在规范电子病历的同时,已将信息化延伸拓展到电子健康档案领域。

由此可见,电子病历是基于使用标准术语和知识本体的,同时由于疾病和患者的多样性和复杂性,电子病历数据是以文本为主的,这种数据的分析一般以基于证据的医疗保健范式为主,文本挖掘以分析可扩展标记语言为主,其为解决电子病历中理解庞大信息流的语义、异构系统之间数据类型多样性和复杂性提供了较为理想的解决方案。

2.5.1.2　医学影像

医学影像是由德国物理学家威廉·伦琴(Wilhelm Rontgen)在 1895 年发现 X 射线后开启的,是一种以非侵入方式取得人体及其内部组织影像,并实现逆问题推演的多技术与处理过程。这种逆问题推演,即从结果(观测影像信号)推出成因(活体组织的特性);而这里的多技术则包含了影像诊断学、放射学、内镜、医疗用热影像技术、医学摄影、显微镜、脑波图与脑磁造影技术等多种内容,例如,影像技术的 X 线片(Radiography)、血管造影(Angiography)、心血管造影(Cardiac Angiography)、计算机化断层显像(Computerized Tomography,CT)、牙齿摄影(Dental Radiography)、荧光透视法(Fluoroscopy)和乳房 X 线照相术(Mammography),伽马射线照相机

(Gamma Camera)、正电子发射断层扫描(Positron Emission Tomography,PET)和单光子发射计算机化断层显像(Single Photon Emission Computed Tomography,SPECT)、磁共振的核磁共振成像(Nuclear Magnetic Rssonance Imaging,NMRI)、磁共振成像(Magnetic Resonance Imaging,MRI)、超声的医学超声检查(Medical Ultrasonography)、光学摄影的内镜检查术(Endoscopy)、以及复合应用的正电子发射计算机化断层显像(Positron Emission Tomography with Computerized Tomography,PET-CT)、单光子发射计算机化断层显像(Single Photon Emission Computed Tomography with Computerized Tomography,SPECT/CT)。

自 20 世纪 70 年代以来,临床信息系统及其子系统影像存档与通信系统的普及与推广,使医学领域累积了大量的医学影像数据资源,这种数据是以图像为主的,具有高分辨率、高维度和高稀疏性,表现出数据的海量性、图像特征表达的复杂性等特点,其主要特征有:一是灰度分辨率高,普通灰度图像中的颜色特征已不再适用;二是有很多计算机重建图像,例如,CT、MRI 等的成像原理是基于人体组织的密度差异,这些都需要经过计算机重建;三是人体解剖区域的客观表达是有其特定医学涵义的。

目前在这一领域,医学图像诊断仍主要依靠医生个人的临床经验进行判断,即通过肉眼观察图像中的病变区域实现临床诊断,这种方法存在的不足有:其一,信息利用率不高,这些医学图像中一般存在人眼无法分辨的图像信息;其二,容易出现误判并带有很大程度的个人主观性,同一张医学图像,不同的医生可能会有不同的诊断结果,发生误诊或漏诊是可能的。因而,如何更为有效地利用医学影像数据资源,使临床诊断更科学、客观和准确,一直是技术难点。

2.5.1.3 临床检验

现代的医疗模式,是一种针对已有症状或体征开始用药的被动处理方式,所以要在预先了解患者的临床症状和体征的基础上,结合性别、年龄、身高、体重、家族疾病史,采用检验结果来确定药物和使用剂量。

在临床信息系统中,检验信息系统是一个独立的子系统,能通过工作站将数据提供给医生、护士和实验室检验员。常规临床检验需要查验的项目有七八百种之多。

现有研究一般是以统计方法建立各种指标的正常值和临床意义,如进行定性数据量化处理、属性范围变换、统一量纲等,使用数据挖掘方法的,也较多以数据属性的相关性分析为主,如采用熵增益技术,计算熵增益值并与最小信息增益阈值比较,从而决定属性的有用性。

应当看到,从时间序和空间序上对此类数据进行清洗和转换,针对某一地区医院,或者是某种疾病,又或者是某个患者群体进行关联,能分析出更有价值的信息,如在识别疾病上,针对各种临床检验数据得到某种病症的完整演化规律,以帮助建立诊断规则,提高医生诊断准确率。

2.5.1.4 医患行为

医患行为数据是一种散存在领域内的数据资源,在分析和挖掘之前通常需要进行数据抽取和数据清洗,属于用户行为数据。

从数据角度分析社会伦理问题是未来的一个方向,在医疗领域,既可以找到患者满意与不满意的临界点,又能帮助解读医生及其他医务工作者,若按照时间或空间维度展开,这种连续的行为数据将逐步替代传统的"问卷调查",用以研究动态的人际交流及其演化,如不同特征的患者对行为态度倾向、感知行为控制、主观规范、内容的接收意愿以及表达方式的接受意愿等。特别地,大数据技术能基于医疗领域内的医患行为数据,佐以互联网数据以及跨领域关联人口、环境、气象等多源跨库海量数据,找到医患关系之间各种影响因素的关联关系,从而在不同环节上提出解决方案。

2.5.2 行业相关数据资源

与医疗有关的行业有政府、教育和商业。政府是医疗的主管部门,除了负责管理一个国家或一个地区的医疗卫生与保健外,还应涉及协调医疗服务机构、医疗保险机构和医药生产与销售企业之间的关系;教育主要指的是医疗从业人员的教育、培训,同时也与医疗或医学科研相关;所涉及商业行业大致有三大主体,分别是制药行业企业、医药销售企业和医疗保险机构。

2.5.2.1 医保政务

医疗保险制度,是一种为解决居民防病治病问题而筹集、分配和使用医疗保险基金的国家或地区制度,其同时也是目前世界上比较通行的一种卫生费用管理模式。西方国家社会保险制度的确立,大多是从医疗保险起步的。

医保数据具有保险数据的特征,其特点是数据类型多、动态性和数据量大,同时既涉及医疗服务机构,又涉及医保中心,可能使用不同的数据库,导致这些数据是异构的、属性复杂的。

大数据技术介入医保数据领域后,除了能为政府加强资金管控风险的管理水平,还能善加利用疾病、药物、医生和患者等信息,改变现在医保信息系统大多只能录入、查询、修改和简单统计的状况,对疾病的诊疗和医学研究都是非常有价值的。

另外,必须指出的是,政府删除或隐匿部分隐私、适时开放所拥有的这一领域公共数据,能为培育一批数据创新中小企业提供帮助。

2.5.2.2 医学文献

文献数据始终是海量的,医学文献数据也不例外。目前被公认为全球最大、最权威的生物医学数据库是美国国家医学图书馆(National Library of Medicine, U. S. NLM)主导的 PubMed(http://www. ncbi. nlm. nih. gov/pubmed),其收录 1950 年以来 70 多个国家(43 种语种)近 5000 种生物医学期刊,涉及基础医学、临床医学、药理学、精神病学、心理学、兽医学、牙科学、护理学及卫生教育和卫生服务管理等各个学科。而在我国,中国医学科学院医学信息研究所开发的中国生物医学文献数据库(China Biology Medicine disc,CBMdisc,WWW. sinomed. ac. cn)较大,共收录了自 1978 年以来 1600 余种中国生物医学期刊,以及汇编、会议论文的文献记录,总计超过 400 万条记录,年增长量约 35 万条(这里的 1 条记录即 1 篇医学文献)。

在以前,图书情报学研究文献数据,主要靠的是分类检索方法。这种方法虽然在一定程度上方便了文献查找和藏书组织,但同时导致了文献数据集繁多、数据量巨大和数据格式异构等问题,所以,日常的文献查找工作和引文分析仍旧主要依赖人工,既枯燥繁琐又费时费力。

现在,有很多有识之士对医学文献进行数据创新,如使用文本挖掘工具来增强语义功能和 HTML 标记机制。

2.5.2.3 制药行业

制药行业一直被视作是产业经济发展中的特殊门类,这是因为其研发费用所占销售额的比例远远高于其他行业,所以被广泛认为是一个"技术驱动和创新驱动的部门";同时,制药行业企业较倾向于和学术界(如大学医学院、医疗服务机构或公共医疗研发部门等)保持更多联系,以获得外部技术和知识的来源和转移。

大数据的介入对制药行业至少将有两大促进作用,其一是加速新药研发速度;其二是缩减新药上市周期,即连接到其他医疗数据进行关联分析,可能发现临床试药组成员在后续一定时期内的新药代谢、毒理或不良反应等状况。

另外,制药行业企业与医疗服务机构或公共医疗研发部门等的数据资源共享和利用,能实现从药品角度找到各种疾病(特别是慢性病)的演化规律,在这方面的数据创新包括但不限于:疾病医疗路径挖掘、疾病演变分析、疾病联合用药分析、特异疾病挖掘、疾病间的联系等。

2.5.2.4　医药销售

传统的医药销售渠道不外乎两种:医药报刊、药品交易会。随着医药行业竞争的加剧和互联网的发展,很多企业选择了投入少、收效高的医药网站。这是近两年发展最快的一种形式,仅以中国为例,提供医药招商信息服务的网站就有 300 多家,而且这一数目还在不断上升。但是,通常为了取得良好的效果,一般有如下三种方法:一是采用软件模拟实际流量刷新网站浏览量,以此来提高排名;二是向百度或谷歌等大型搜索引擎付费,获得搜索结果较为靠前的位置;三是雇佣"水军",加大网站信息更新,如点评量等。可以看到,这些方法成本是昂贵的。

当前,有很多医疗销售企业使用搜索引擎这一初级数据产品,如搜索引擎关键词"颈椎病",获悉频次,来得到某一地区该种疾病的发生发展趋势,以增加相关药品广告投放,来提升销售额。

应当看到,在未来大数据介入的医药销售,将是一种数据营销,这是一种适度营销活动,除了能从市场定位、商业洞察和客户评估角度了解消费者真实需求外,还能在产品还未上市前进行市场提前培育或按照消费者要求实现功能微调,以取代以往产品上市前昂贵而规模较小的市场调研。

2.5.3　学科相关数据资源

与医学相关的学科有很多,如生物、化学等,另外由于有机高分子是生物体存在的最基本形式,材料学也与医学相关,很多高分子材料被用于医疗用品的研发。

2.5.3.1　生命科学

生命科学现在有两个分支,即计算生物学和生物信息学,前者是模拟生物系统怎样运转,如一个细胞的代谢路径,或是一个蛋白生成的方法;而后者则从许多不同的实验中收集和分析数据。

基因测序(或称 DNA 测序)是一种新型基因检测技术,可从血型和唾液中测定基因全序列。苹果公司前总裁史蒂夫·乔布斯(Steve Jobs)便是这项研究的得益者,是世上仅有的 20 个完成了自身基因测序的人之一,赢得罹患胰脏癌后的 8 年寿命,并在肿瘤确诊 7 年后使苹果公司再次赢来商业奇迹。

应当看到,凭借大数据技术分析基因数据,是未来医学个性化医疗模式和"治未病"的起点。这是因为,数据挖掘无须假设,是一种无预先假设,这种研究有特别的作用,即能让某一个特定的基因或一组"候选"基因无偏向性地让这些基因数据自己"阐述"自身的作用。例如,黄斑变性是老年人中常见的眼科疾病,患者通常在 50 岁以后视网膜中央的黄斑部位发生萎缩,直接导致视力下降甚至失明,洛克菲勒大学、耶鲁大学等研究人员仅从数据角度分析,发现有一种位于第一号染色体上,名为"补体因子 H"(CFH)的基因与之相关,其一个单核苷酸变异会使老年性黄斑病变的发病风险增加3~7 倍。

2.5.3.2 人口学

人口学对医疗领域(特别是公共卫生)有极其重大的意义,这是因为,其一,医学或医疗是以"人"为研究对象的;其二,人口学本来就是研究人与社会、经济、生态环境等相互关系的规律性和数量关系及其应用的。

传统的人口学研究主要有两类,一是研究人口出生、死亡、迁移、分布等一系列变动过程及其与社会、生态、经济、地理关系的传统人口学,二是利用人口学理论和分析技术为社会经济发展服务的实用人口学。由此,与健康、卫生经济和医学相关的人口学研究与这两个分类都是密不可分的。使用大数据技术来开发、利用和共享人口数据,打破过去对人口数据的简单查询和统计,有利于医学或医疗的发展,更是对国计民生有利的。

需要指出的是,人口数据大多数是个人敏感数据,即含有隐私。涉及内容的例子见表 2-2。

表 2-2　人口数据涉及的个人敏感数据属性项举例

姓名	曾用名	性别	民族
出生日期	出生时分	出生地省市县	出生地详细地址
住址省市县	住址乡镇或街道	住址村或居委会	住址街路巷
住址详址	其他住址省市县	其他住址详址	籍贯
宗教信仰	公民身份证号码	文化程度	婚姻状况
兵役状况	身高	血型	职业
职业类别	服务处所	行业类别	变动日期
变动原因	迁移地省市县	迁移地乡镇或街道	迁移地村或居委会
迁移地街路巷	迁移地详址	死亡日期	联系电话

在分析人口数据时如何规避隐私是值得探讨的,常规方法比如删除隐私部分,即删除能辨识个人身份和能表示特定的宗教信仰、政治偏好、犯罪记录和性别倾向等数据,但这对人口数据不太适用,所以这将是大数据技术和未来数据相关法律法规所面临的一大挑战。

2.5.3.3　环境科学

地球表层这个复杂次级巨系统,为人类的繁息生衍提供了空间,为人类的生活、生产和社会发展提供了水、土地、矿产和能源等多种自然资源。然而,自 18 世纪 60 年代工业革命以来,人类生产活动开始变得激烈,从而对环境造成不可估量的影响。

环境数据资源大致涉及大气、河流、湖库、生物、噪声、城市饮用水、辐射、重点污染源,以及空气质量标准、地表水标准、噪声标准、废水废气排放标准、监测因子等。通过大数据技术将环境数据和医疗数据结合起来,有利于对某些病症进行预警,以及一些公共卫生问题的快速干预。

2.5.4　互联网数据资源

秉承"在任何地点迅速获得数据"理念的互联网,不容置疑,已成为世界上规模最大的公共数据源,人们从中能获得的数据涉及新闻、广告、金融、教育、政务和商务等,当然还有医疗。

2.5.4.1　互联网

目前,在网络上获取的医学相关数据是很丰富的。以美国为例,能在 yelp. com 等点评网站上找到患者对医院的评价;能在 WebMD. com 等医药互动网站上找到疾病的新药信息;能在 healtnih. nih. gov, healthfinder. gov, myoclinic. org, intelheahh. com 等来自政府或一些专业医学学会的官方网站获得疾病研究信息;能在 Public Citizen, Consumers Union 等消费者健康权益组织网站上获得疾病康复与关怀等信息。

当前,尽管很多人被这些数据资源所吸引,然而对其进行开发和利用的仅限于医药产品企业。常见的情况是,消费者在阅读某种疾病信息时,相关的药物及其他医药产品的广告将出现在该页面,即便是一些信誉良好的网站,同样也在这么做。

应当看到,仅如此利用医疗的互联网数据资源仍然是不够的,有一类信息现在在互联网上还找不到,例如通过互联网找医生,就无法确定谁是某种疾病(如脑肿瘤、神经系统疾病、帕金森病或是心脏瓣膜异常)的主导研究者及其候选人,这里有很多问题。所以说,对于海量互联网数据资源,需要大数据技术来进行协同创新,以获得更多的隐性知识。

2.5.4.2 社交媒体

社交媒体是数字化人脉关系的一种互联网应用,安德烈亚斯·卡普兰(Andreas Kaplan)等人将其定义为"社交媒体是一组基于互联网的应用基础上的思想和技术构建的 Web 2.0,它允许创建和交换用户生成内容"。应当看到,社交媒体为这种源自人际关系的社会资本提供大量的人脉资源。

以彼此相似背景、共同爱好或重叠好友等筛选合适的边缘关系,对于医生而言,是很有吸引力的。这是因为,医生都倾向于和同行交流。由此,直接面向医生的社交网络具有巨大的商业价值。

另外有一些医院管理研究者已经开始关注到社交媒体的社会影响力,希望能从中收集到患者及其家属或朋友的相关评论,以了解其真实需求和偏好,进行针对性地改进医疗服务及其管理。

2.6 医疗大数据的采集与治理

医疗大数据从数据形成知识,再形成行动指导,进一步推动医疗行业的发展。第一个重要的步骤就是收集和存储医疗数据。要获得有价值的诊疗行动指导,需要增加医疗数据的来源,扩大数据覆盖的范围。

2.6.1 医疗大数据的采集

通常和医疗行为相关的数据才被称为医疗大数据,但是现在这一概念已经扩展到健康人群的健康数据,以及和医疗健康相关的行为、物资数据。所以,医疗大数据按类型可以分为两种,个人医疗健康数据和物资数据,如图 2-4 所示。

2.6.1.1 医疗大数据的来源

医疗大数据主要来源于以下几个方面。

(1)患者就医过程中产生的信息,这将形成医疗大数据最基础、最庞大的原始资源。

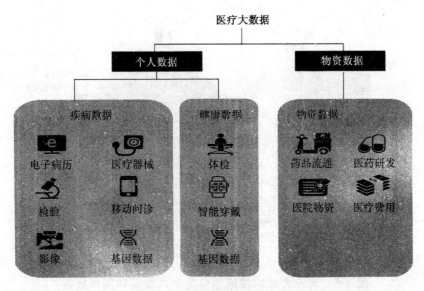

图 2-4　医疗大数据的类型

（2）临床医疗研究和实验室数据。临床和实验室数据整合在一起，使得医疗机构面临的数据增长非常快。

（3）医疗大数据是因健康活动而产生的数据，从出生、免疫、体检、门诊、住院和其他活动中产生。

除了以上的三个传统来源之外，医疗大数据还包含通过"物联网"所收集的数据——医疗器械收集的健康数据、APP、远程监控、传感器提供的连续临床数据。云端的临床数据让医生可以方便地获得远在 100 公里外的患者的信息，也可以和其他医生进行远程互助。

医院是医疗大数据的主要来源，医院的基础数据可以分为以下类别：

（1）临床基础数据。包括疾病、临床路径、用药等。

（2）医院的资源数据。包括销售成本、治疗费用等人、财、物的资源数据。

（3）患者院内、院外数据。包括用户的行为数据、饮食数据、运动数据等相对零散的数据。

医疗大数据按场景分为院内数据和院外数据，如图 2-5 所示。

院内数据是在医院所产生的数据。医院的信息化程度日趋成熟，医院信息系统、电子病历系统、影像采集与传输系统、实验室检查信息系统、病理系统、医疗器械等信息化系统和设备所记录下来的疾病、体征数据都属院内数据。还包括医院物资管理、医院运营系统所产生的数据。

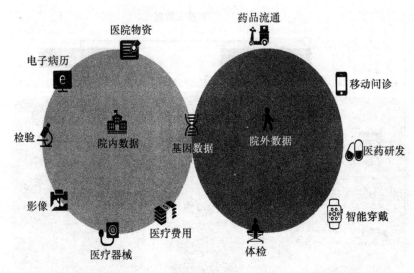

图 2-5 医疗大数据按场景分为院内数据和院外数据

院外数据主要是人们在日常生活中所产生的数据。比如,通过体检机构、智能穿戴设备获取的人体体征数据。还包括医药流通数据、移动问诊等行为数据。物联网和互联网的发展,也让和医药相关的行为数据量大大提升。

国内医疗系统相对较为封闭,公立医院的医疗数据单独存储在院内,数据存储单元之间互不流通、不开放。大量优质的患者健康数据封闭在医院的围墙之内,难以有效利用。这固然有对患者健康信息安全性进行考虑的因素,但大量数据躺在医院,也造成了数据的浪费。

针对医院的资源数据,通过 HRP(Hospital Resource Planning)系统进行管理。而针对患者行为数据,则可以通过各种移动终端或采集设备,进行数据的收集。

利用互通互联的信息系统获取病种相关的临床与财务数据,根据临床路径对病种进行精准的成本测算,再将医院病种成本与医保支付标准进行比对,就能得出疾病的报销比例。这就需要 EMR 等系统的支撑,利用病种成本分析,优化医院科室服务,为医院科室发展提供量化建议,为医院病种绩效管理提供参考指标。

总之,针对不同的应用场景,医疗信息化(Healthcare Information Technology,HIT)企业收集的数据内容与医疗研究者的研究内容都是不同的。数据的价值大小,既取决于它的使用者,又取决于具体的应用场景。当数据积累到一定规模后,大数据产品可以被商业化,应用到医疗健康服务产业,最终提升医疗行业效率和医疗服务的精准度。

2.6.1.2　医疗大数据采集来源

（1）电子病历数据。

电子病历数据是患者就医过程中产生的数据，包括患者基本信息、疾病主诉、检验数据、影像数据、诊断数据、治疗数据等，这类数据一般产生及存储在医疗机构的电子病历中，这也是医疗数据最主要的产生地。电子化的医疗病历方便了病历的存储和传输，但是并未达到进行数据分析的要求。大约 80% 的医疗数据是自由文本构成的非结构化数据，其中不仅包括大段的文字描述，也包括包含非统一文字的表格字段。

电子病历中所采集的数据是数据量最多、最有价值的医疗数据。通过和临床信息系统的整合，内容涵盖了医院内的方方面面的临床数据集。在电子病历的互通互联上，出于各自的利益，各大电子病历企业也不愿意使数据互通互联。

（2）检验数据。

医院检验机构产生了大量患者的诊断、检测数据，也大量存在第三方医学检验中心产生的数据。检验数据是医疗临床子系统中的一个细分小类，但是可以通过检验数据直接了解患者的疾病发展和变化。目前临床检验设备得到迅速发展，通过 LIS 系统对检验数据进行收集，可以对疾病的早发现、早诊断，以及正确诊断做出贡献。

（3）影像数据。

随着数据库技术和计算机通信技术的发展，数字化影像传输和电子胶片应运而生。医疗影像数据是通过影像成像设备和影像信息化系统产生的，医院影像科和第三方独立影像中心存储了大量的数字化影像数据。医学影像大数据是由 DR、CT、MR 等医学影像设备所产生，并存储在 PACS系统内的大规模、高增速、多结构、高价值和真实准确的影像数据集合。与检验信息系统大数据和电子病历等同属于医疗大数据的核心范畴。

医学影像数据量非常庞大，增速快，标准化程度高。影像数据和临床其他数据比较起来，它的标准化、格式化、统一性是最好的，价值开发也最早。

（4）费用数据。

费用数据包括医院门诊费用、住院费用、单病种费用、医保费用、检查和化验收入、卫生材料收入、诊疗费用、管理费用率、资产负债率等和经济相关的数据。除了医疗服务的收入费用之外，还包含医院所提供医疗服务的成本数据，包含药品、器械、卫生人员工资等成本数据。在 DRGs 按疾病诊断相关组付费模式中，需要详细的成本数据核算。通过大样本量的测算，建立病种标准成本，加强病种成本核算和精细化成本管理。

(5)基因测序数据。

基因检测技术通过基因组信息以及相关数据系统,预测个人罹患多种疾病的可能性。基因测序会产生大量的个人遗传基因数据,一次全面的基因测序,产生的个人数据达到 300 GB。一家基因测序企业每月产生的数据量可以达到数百 TB 甚至 1 PB。

测序技术的发展让基因数据以远超摩尔定律的速度在积累,海量的数据亟待深度解读和挖掘。基因大数据的价值非常巨大,但是现在的数据利用和解读还处在初级阶段。

(6)医药研发数据。

医药研发数据是制药公司在新药研发及临床过程中产生的数据。制药公司主要对临床试验数据进行系统分析,收集和解读非结构化数据,从而优化生产流程,最大限度地利用研发潜力。

(7)药品流通数据。

药品流通数据指药品和疫苗的运输、流通、存储、销售、接种数据。药品运输、销售数据虽然和疾病的诊治无关,但是医药流通企业可以通过物流数据、库存数据、销售数据进行挖掘,获取药品流向、用户健康等关键信息,实现系统智能化引导,满足顾客准确选药、合理用药、健康保健的多元化服务需求。

(8)智能穿戴数据。

各种智能可穿戴设备的出现,使得对血压、心率、体重、体脂、血糖、心电图等健康体征数据的监测都变成可能,患者的单一体征健康数据以及运动数据被快速上传到云端,而且数据的采集频率和分析速度大大提升。除了生命体征之外,还有其他智能设备收集的健康行为数据,比如每天的卡路里摄入量、喝水量、步行数、运动时间、睡眠时间等。

(9)移动问诊数据。

移动问诊数据指通过移动设备端或者 PC 端连接到互联网医疗机构,产生的问诊数据和行为数据。动脉网蛋壳研究院就曾经通过互联网问诊企业春雨医生的数据,分析各地医生互联网问诊的活跃度、细分问诊行为。

(10)体检数据。

体检数据是体检机构所产生的健康人群的身高、体重、检验和影像等数据。这部分数据来自医院或者第三方体检机构,大部分是健康人群的体征数据。随着亚健康人群、慢性病患者的增加,越来越多的体检者除了想从体检报告中了解自己的健康状况,还想从体检结果中获得精准的健康风险评估,以及了解如何进行健康、慢性病管理。

2.6.2　医疗大数据的治理

医疗机构的信息化建设以业务流程、医保支付和医管政策为核心驱动力,产生的数据是有客观限制的。如医保处方规定的出院带药最长天数、跨科开药限制等因素导致开单医生不能如实开具反映实际情况的处方;分工细化,数据价值链路过长,导致前端缺乏数据生产动力。因此,在二次利用的价值充分体现之前,数据的完整性、准确性、一致性、关联性、规范性等方面的质量挑战将长期存在。

如果数据不能及时进行结构化、标准化的治理和分类存储,那么带来的存储成本也是巨大的。如果不能及时发掘出其他数据的有效价值,那么垃圾数据将会过多地占据企业的存储成本。

医疗数据的治理分成两种,一种是前治理,一种是后治理。

后治理是将已经存储在数据平台的医疗数据质量问题,通过清洗、校验、脱敏等常见方法,结合二次应用需求,对数据的结构化、标准化进行数据质量的提升和优化。基于海量存储和计算平台的集成能力,大数据平台应覆盖元数据管理、文件管理、检索设计、节点任务、流程任务、任务调度、运行监控等功能,支撑后治理过程中数据的基础处理。

在治理过程中,需要基于通用标准和临床基础字段集,把症状、疾病生命体征、家族史、婚育史、检验、检查、手术、输液、药品医嘱等文字内容进行结构化处理,对结构化和非结构化数据、集中式和分布式数据进行统一建模,提取临床、科研分析所需特征,同时完成重点概念的标准化和统一描述。后治理数据基础差、要求高、流程和环节复杂,涉及的自动化和人工处理的工作量极其巨大,二次污染难以避免,需建立针对数据处理环节的质控流程和工具。通过溯源工具,追溯每个处理后数据与原生数据的血缘关系,以及定位和处理过程中引入的新问题。

前治理是后治理能力、经验和治理工具到医疗机构的向前延伸,以原生数据质量问题的评价为基础,解决数据在医疗业务信息系统中生产、传输、转化、存储等环节中产生的质量问题。前治理可以显著提升医疗数据质量。

医渡云利用数据人工智能技术,构建了可追溯、可监管的医学数据智能平台,该平台数据处理量大、数据完整度高、开发流程透明,帮助政府、医院和整个产业界充分挖掘医疗大数据智能化政用和民用价值,建立可覆盖全国、统筹利用、统一接入的医疗行业大数据生态平台。

第3章 医学数据挖掘

随着计算机技术得到了广泛应用,从而提高了数据利用效率,拓展了知识发现的广度与深度。数据挖掘已有较多成熟方法,并在医学大数据挖掘中取得了一定成果。

3.1 数据挖掘技术的源起和现状

3.1.1 数据挖掘技术的源起

随着计算机与信息技术的发展,人类社会发生了巨大变化。在人类社会的三大主导能源、物质和信息要素中,信息变得越来越重要,它将把人类社会从工业时代推向信息时代。随着计算机硬件及软件的发展,大数据技术也在全世界范围内得到广泛应用,人们面临着大数据的迅速扩张,若人们不能采取合理的措施进行有效信息和知识的提取,就会给人们一种在信息的汪洋中大海捞针的感觉,根本无从下手。为了有效地改善数据丰富但从中获取的知识很贫乏的状况,人们亟须一种可用于处理和分析数据的技术,在这一背景下,产生了数据挖掘(Data Mining)技术。

医院数据库的信息容量不断扩大,数据库技术的发展解决了计算机信息处理过程中海量数据的存储冗余,实现数据共享、保障数据安全以及高效地检索数据和处理等问题,但无法改变"数据爆炸但知识贫乏"的现象,数据量的剧增与数据分析方法的落后之间的矛盾越来越突出。如何借助积累的医学信息资源对疾病的预防、检测、诊断和治疗加以科学判断,推动医学领域的发展,逐渐成了相关人员的研究方向。针对这些问题,传统的信息管理系统中的数据分析工具无法给出解决方法。因为医院的信息处理大多都仍停留在基于数据库操作型事物处理水平上,在对信息进行统计、查询或制作报表方面,都只是对相应的数据加以简单运算操作,并无法从数据中提取到有价值的信息,这是对医学信息资源的一种浪费,实在可惜。而随着数据量的急剧增加,相关人员逐渐对系统的数据分析功能提出了更高的要求,系统通过学习医疗数据丰富医学知识库,才能更好地支持决策或科研工作。正是基于这种新的要求,数据挖掘技术在医学领域得到了更普遍的应用。如何对大量的数据资源挖掘深层次的、隐含的、有价值的知识是我们面临的一个难题,数据挖掘有解决该问题的能力。数据挖掘技术的出现为医务管理者和科研工作者分析和利用这些数据资源进行科学管理、决策以及开展医学研究提供了技术工具,面对海量的医学资源,利用现代数据仓库和数据挖掘技术进行分析和处理数据,探索数据挖掘技术在医疗信息化方面的研究具有更重要的使用价值和广阔的发展前景。因此,利用数据挖掘技术开展科学研究,提高医学管理水平及医学技术是有必要的。

3.1.2　数据挖掘技术的现状

3.1.2.1　国外数据挖掘研究的现状

近几年,国外在数据挖掘的研究主要是 Bayes 和 Boosting 两方面。天文领域和人工智能的结合为学者们发现新的星体提供新的理论支持;在医学领域,数据挖掘技术被用于分析医疗数据和基因研究,其有助于医生发现病因,治疗疾病;在商业领域,利用数据挖掘技术可以分析不同类别信用卡客户的特征,并据此采用不同的营销策略和风险控制方案。如分析贷款人是否安全,是否存在信息诈骗等;IBM 自主研发了 AS(Advance Scout)系统,在美国篮球联赛中,AS 能够帮助教练提升团队合作能力,提高战术和获胜概率。数据挖掘与数据库技术息息相关,互相渗透,影响不断扩大。国外很多著名公司开发了相关软件,如 SPSS、SAS 和 Matlab,这些软件已成为数据挖掘的首选工具。

3.1.2.2　国内数据挖掘研究的现状

国内在数据挖掘方面的研究工作要稍晚于国外。经查阅相关学术网站,发现在 1997 年以前我国期刊上发表的数据挖掘方面的论文很少,从2001 年开始,相关学术领域才开始重视对数据挖掘的研究,发表的有关论文也急剧增加,近年来数据挖掘的研究正逐步走向成熟并开始向其他领域渗透。云计算的发展为数据挖掘的应用提供了新的研究内容和发展方向。目前各大电子商务类网络公司利用数据挖掘技术实现商品推荐、购物篮分析,其研究成果为顾客带来了愈发满意的购物体验。同时,在电信、金融等行业的客户关系管理领域中,数据挖掘技术也体现出深入而广泛的应用优势。

多年来我国学者从多方面深入研究了数据挖掘技术,已取得了一定研究成果。目前,我国数据挖掘技术发展主要具有以下特征。

(1)深化拓展原有理论,如网络数据挖掘、基于神经网络的时序数据、相似序列、快速挖掘算法的研究等。

(2)由于复杂类型的数据更常见于现实世界,所以对这类数据的处理体现出更强的实用价值。

(3)数据挖掘新技术与方法的引入并向其他学科领域的渗透,如人工免疫系统方法、模拟退火算法等。

随着数据挖掘技术研究的深入,不难发现还有一些难关需要攻克,如图 3-1 所示。

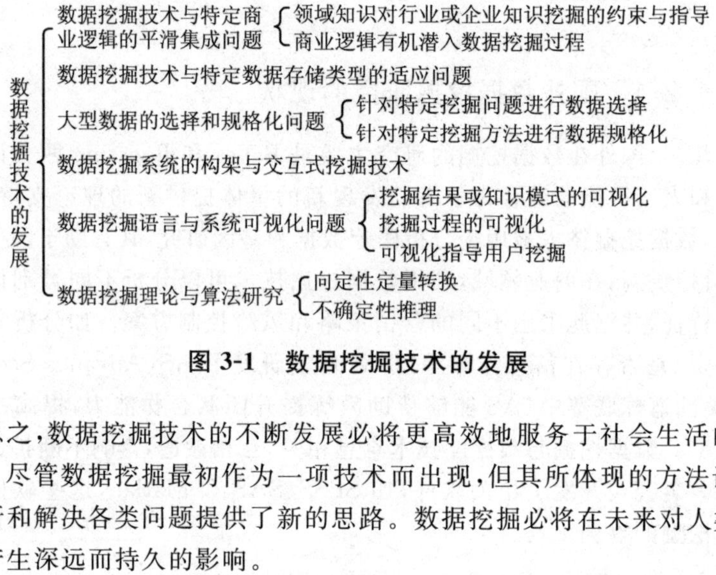

图 3-1　数据挖掘技术的发展

总之,数据挖掘技术的不断发展必将更高效地服务于社会生活的各个方面。尽管数据挖掘最初作为一项技术而出现,但其所体现的方法论为人们分析和解决各类问题提供了新的思路。数据挖掘必将在未来对人类生产生活产生深远而持久的影响。

3.2　数据挖掘的概念、研究内容及功能

3.2.1　数据挖掘的概念

数据库中的知识发现(Knowledge Discovery In Data Base,KDD)是一个从数据库中挖掘有效的、新颖的、潜在有用的和最终可理解的模式的复杂

过程。图 3-2 所示为 KDD 系统总体结构图。数据挖掘技术是 KDD 中的一个最为关键的环节(图 3-3)。

数据挖掘主要是利用数学和统计方法来确定数据模式和相互间的关系。借助模式和关系能够进行分类和预测。如图 3-4 所示,数据挖掘表示了几种现象的集合。数据挖掘技术是由统计学和数学原理、人工智能以及机器学习领域发展而来的。

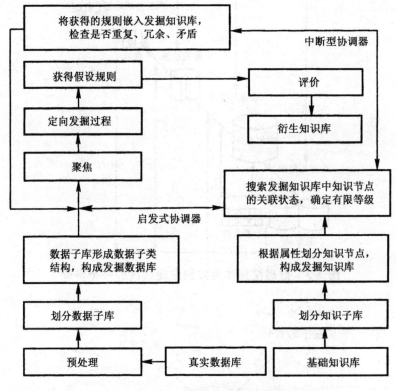

图 3-2　KDD 系统总体结构图

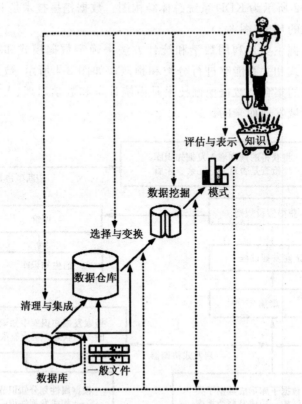

图 3-3 数据挖掘作为知识发现过程的一个步骤

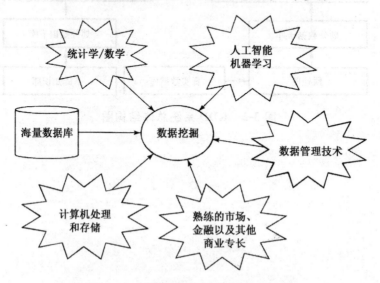

图 3-4 数据挖掘和几种现象的关系

3.2.2　数据挖掘的研究内容

当前数据挖掘的研究热点主要分为如下几点：

(1)开发语言标准化。研发数据挖掘专用语言,统一标准格式,促使其体系化以提高效率。

(2)研究更优秀的可视化方法。注重数据挖掘过程中的人机交互过程,图文并茂,便于在知识发现过程中被用户理解。

(3)数据挖掘网络化。结合云技术,与数据库服务器配合。远程数据挖掘应用前景广阔。

(4)多种理论与方法的合理整合,开发针对特定应用的数据挖掘系统。

(5)交互挖掘技术。增强数据挖掘软件的适用性,若通过单次挖掘并没有得到有效信息,应对目标对象进行多层次的交互挖掘。

(6)独特的数据挖掘专用软件。对于数据挖掘的不同应用领域,应选用专业化的挖掘软件,这样才能获取到更有价值的数据。

(7)空间数据挖掘的发展。基于时空的数据概化、模糊空间关联规则的挖掘、挖掘空间数据的偏离和演变规则、交叉概化、遥感影像的挖掘、空间数据挖掘查询语言、多维规则可视化等均为空间数据挖掘的重要研究方向。

3.2.3　数据挖掘的功能

数据挖掘具有的功能是不同数据挖掘任务所要找的数据模式。数据挖掘的任务主要包括描述和预测。描述任务是对数据库中数据的一般特性进行具体描述;预测任务是通过获取的数据信息预测某一现象的未来发展方向。

数据挖掘不仅面向特定数据库的检索、查询、调用而且要对这些数据进行统计分析,从而用于问题的解决,并找到发生现象之间的联系,甚至利用已有数据预测未来活动,帮助决策者获得所需的多种知识。因此,对于一个数据挖掘系统,它应该能够同时搜索和发现多种知识模式,以满足用户的期望和实际需要。此外,数据挖掘系统能够挖掘多层次的模式知识。

数据挖掘功能以及所能够发现的模式有以下几种:

3.2.3.1　关联分析

数据关联是数据库中存在的一类重要的可被发现的知识。若两个或多个变量的取值之间存在某种规律性,就称为关联。关联规则是发现一个事物与其他事物间的相互关联性或相互依赖性。关联分析的目的是找出数据库中隐藏的关联网。关联分析能够从数据背后发现事物之间可能存在的关联或者联系。关联规则数据挖掘中最经典的案例就是沃尔玛的啤酒和尿布的故事。

关联规则分析通过数据寻找分析在同一时间发生的事件或记录,并呈现搜索结果的规则。例如,在超市顾客的交易记录中发现:"若"顾客 A 在星期五晚上买了啤酒,"则"顾客 A 同时也会购买尿布。像这样以前所未知的"啤酒-尿布"关联规则,却可以帮助超市决策者拟定交叉销售策略以促销相关商品,或变更卖场摆设方式以方便顾客选购相关联的商品来增加销售额。

3.2.3.2 聚类

聚类就是按一定的规则将无任何类型标记数据划分为合理的集合,即将类似的事物组织在一起。聚类分析起源于分类学,但是聚类不等同于分类。聚类与分类的不同在于,聚类所要求划分的类是未知的。聚类和分类的区别在于聚类是无监督学习,分类是有监督学习。

聚类(Clustering)是根据相似度(Similarity)将数据区分为不同聚类,使同一聚类内的个体距离较近或变异较小,不同聚类间的个体距离较远或变异较大。其中,相似度可以利用不同的距离或相关(Correlation)来定义。例如,依据良率高低将晶圆区分为高良率与低良率的晶圆,以辨识制程良率的状况。

聚类与分类最大的不同在于聚类并没有预先定义好类别,聚类结果的意义须依靠分析者事后的阐释。因此,找出聚类本身,加以了解并解释聚类的意义才是最重要的工作。而聚类过程中依选择的变量不同,所得的聚类结果也不尽相同。聚类通常是在进行其他类型数据挖掘前的预先处理动作。

异常值分析是聚类分析应用的一个特性,通过相似度比对,找出与大多数聚类差异较大的样本数据。异常值的笔数或个数通常远低于其他数据,在大多数的分析情况会将异常值视为噪声而予以剔除,但当少数数据才是关键时,例如黄金客户鉴别、诈欺监测,异常值分析则成为分析重点。

聚类问题的研究已经有很长的历史。迄今为止,为了解决各领域的聚类应用,已经提出的聚类算法有近百种。根据聚类原理,可将聚类算法分为以下几种:划分聚类、层次聚类、基于密度的聚类、基于网格的聚类和基于模型的聚类。虽然聚类的方法很多,在实践中用得比较多的还是 K-means、层次聚类、神经网络聚类、模糊 C-均值聚类、高斯聚类等几种常用的方法。

3.2.3.3　分类和预测

根据一系列已知数据,分类找出一组能够描述并区分数据或概念的模型,以便能够使用模型预测未知的对象类。导出模型是基于训练数据集的分析。例如,指纹识别、人脸识别、工业上故障诊断和商业中的客户识别分类等都是分类问题。

分类(Classification)是通过观察大量数据后得出规则以建立类别(Class)模式,将数据中各属性分门别类地加以定义。例如,鸢尾花分类问题,利用输入花瓣及花萼的长度、宽度,通过数据分析建立区分三种不同花种的规则或模型。此外,图样识别(Pattern Recognition)也是一种分类问题,基于输入图样的输入特征,将其归类至对应的类别,例如晶圆图分类。贝里和利诺夫(Berry&Linoff)将此类型细分为"分类"与"估计"(Estimation),其实两者意义相同。差别在于前者分类的结果属于离散(Discrete)形态,后者则属于连续(Continuous)形态。

对于分类问题,人们已经研究并总结出了很多有效的方法。到目前为止,已经研究出的经典分类方法主要包括:决策树方法(经典的决策树算法主要包括 ID3 算法、C4.5 算法和 CART 算法等)、神经网络方法、贝叶斯分类、K-近邻算法、判别分析、支持向量机等分类方法。

预测(Prediction)是利用历史数据来预测未来可能发生的行为或现象。例如,半导体产品制程周期时间长,因此可以分析制程搜集的数据以预测产品良率,以作为优化投料量与派工决策的依据。预测与分类相当类似,但其中最大的不同在于其所拥有的不完整信息而造成不确定性。换言之,在预测工作中,会根据某些未来行为的预测而分类,或者估计某变量未来可能的值。要检查预测结果的正确性,只能待其发生后再加以观察与验证。

在数据挖掘中,预测是基于既有的数据进行的,即以现有的数据为基础,对未来的数据进行预测。预测方法有许多,可以分为定性预测方法和定量预测方法,如图 3-5 所示。

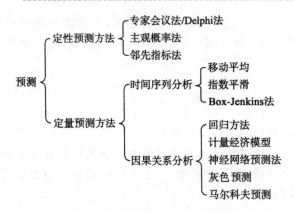

图 3-5 预测方法分类图

3.2.3.4 概念描述

概念描述是最为简单的数据挖掘类型,其主要目的是通过简明、准确的描述来表示蕴含大量数据的数据集合。它包括特征性描述和区别性描述。特征性描述指的是描述某类对象的共同特征,生成一个类的特征性只涉及该类对象中所有对象的共性。区别性描述指的是描述不同类对象之间的区别,涉及目标类和对比类中对象的共性。生成区别性描述的方法很多,如决策树方法、遗传算法等。

3.2.3.5 偏差检测

在海量数据库中,常常存在一些异常记录,是数据集中小比例的对象,这里数据记录就是偏差,也就是孤立点。从数据库中检测这些偏差是非常有趣的任务。偏差包括很多潜在的知识,如分类中的反常实例、不满足规则的特例、观测结果与模型预测值的偏差、量值随时间的变化等。偏差检测的基本方法是寻找观测结果与参照值之间有意义的差别。这常用于金融银行业中检测欺诈行为,或市场分析中分析特殊消费者的消费习惯。

3.3 数据挖掘的一般过程及方法

3.3.1 数据挖掘的一般过程

数据挖掘是一个多步骤的处理过程,在处理过程中可能会有多次的反复，一般过程包含"问题的定义""数据准备和数据预处理""数据挖掘"以及"结果解释与评估"四大阶段。首先在问题定义阶段，根据问题的架构及其所做的假设，决定数据准备的内容及格式，在数据准备阶段先行了解并归纳数据特性；然后，再由模式对数据演绎的过程重新整理数据的内容及格式；接下来利用建好的挖掘模式推论出影响事件变因的信息，最后再与领域专家沟通讨论挖掘结果，并检验挖掘模式的效度。如此周而复始地重复此循环将可提升数据挖掘的成果质量，并整理出可系统化的规则与模式。

每个阶段根据问题、数据、使用方法的不同均会影响数据挖掘的分析结果，而每一次执行后的结果也提供持续改善的循环，各阶段分述如下。

3.3.1.1 问题的定义

为了在大量数据中发现有用的、令人感兴趣的信息，我们在进行数据挖掘时，首先要明确在对某一类数据进行挖掘时，想得到什么样的结果。这是数据挖掘过程一个最重要的阶段。挖掘的最后结果是不可测的，但要探索的问题应是有预见的。

为了提升挖掘效率及找到正确的挖掘方向，问题定义的阶段必须先了解问题相关的背景知识及问题特性，以清楚地陈述数据挖掘的目标，并定义试图解决的问题，将目标设定在有兴趣的挖掘对象上，如产品状况的监控（Monitor）、晶圆图（Wafer Bin Map）的分类或是低良率（Low Yield）产品的分析等。再依据问题定义与专业知识，选用适当的数据挖掘工具及相关分析技巧进行挖掘。数据挖掘不一定需预先设定问题的模式，所得到的结果也往往是我们先前未知的。即使遇到不同的问题类型，仍然可依照本章所提出的挖掘架构，按部就班地进行分析。累积足够的数据挖掘经验后，可以整理出系统化的规则和模式，以自动化方式进行例行分析来过滤可能发生的问题，一旦发生特殊状况，系统即能立即呈现信息，而达到系统化的最终目的。

3.3.1.2 数据准备和数据预处理

数据挖掘并不是将所有的数据全部盲目地放进模式中进行分析，大量数据虽可以增加发现样型的机会，但相对地，也会产生更多无用信息或噪声，影响数据处理的效能与结果的正确程度。因此，在取得数据后必须先作一连串基本的数据准备，再进行后续分析。

数据的选择通常因问题的定义而有所不同，包括判断内部及外部的可用信息，并选择哪些数据需做进一步的分析。因此，在确认问题且取得数据后，应先将数据去芜存菁，或将数据简化成分析目标时适用的格式，以确保分析数据的质量和分析结果的正确性。

数据的预处理是数据过程中的一个重要步骤,原始数据一般都存在几个问题:不一致、重复、含噪声、维度高等。因此,数据挖掘的过程中都离不开对数据的预处理,以提高数据挖掘对象的质量,并最终达到提高数据挖掘所获知识的目的。数据预处理技术主要包含数据清理(Data Cleaning)、数据整合(Data Integration)、数据转换(Data Transformation)、数据归约(Data Reduction)。

(1)数据清理。

数据清理包含遗漏值的处理、平滑(Smoothing)杂乱数据、找出离群值,并纠正数据的不一致性。

(2)数据整合。

将多个数据源中的数据结合存放在一致的数据库中。不同来源的数据可能因属性(Attribute)定义或单位定义的差异,而使相同数据被误以为是不同数据,因此,必须重新检查,将相同数据放在一起。另外,也可以使用相关分析检测出冗余(Redundancy)的属性,避免重复。

(3)数据转换。

将数据转化成适合挖掘的形式。例如,分类属性"街道"时,可以将其一般化(Generalization)成"地区"或"城市"。另一种方式是标准化(Standardization),将属性数据按比例缩放,把原有数据置入一个小的特定区间。例如利用数据归一化(Normalization)将数据转换至$[0,1]$区间。

(4)数据归约。

数据的维度会影响挖掘模型的建立,一般而言,高维度的数据计算较复杂,花费的时间也较多,因此分析人员必须判断是否要进行数据归约,以降低数据维度,但同时应尽可能地保留数据的完整性,以权衡信息的保存与处理效率。

3.3.1.3 数据挖掘

数据挖掘阶段首先根据挖掘任务定义及已有的方法(分类、聚类、关联等)选择数据挖掘实施算法。作为数据挖掘从业者,最基本的应该是了解各种算法的原理,还有一些数据挖掘模型参数的意义。

选择适合的数据挖掘工具包括传统的统计分析,以及人工神经网络(Artificial Rleural Networks)、决策树(Decision Trees)、关联规则(Association Rules)、聚类分析(Cluster Analysis)等。另外,根据不同数据挖掘模式也需对参数进行设定,设定的方式可能与问题有关,例如 K 平均法(K-Means)中的聚类个数 k 可能与预期的聚类数目有关;也可能需通过实验的方式来决定较佳的参数组合,例如人工神经网络中的神经元个数与网络架构。

各种数据挖掘模式的使用过程和结果应用各有不同的特性和要求,除了与决策信息系统相同的基本要求如正确性、稳定性、弹性和容易使用性外,针对处理数据的规模和速度,以及对数据的复杂性、偏差和稀疏程度的容忍能力,还有结果的再现性和可解释能力,以及内建于商业智能与决策信息系统的整合能力等,会展现出不同的数据挖掘模式特性。

借由一开始的问题定义,可以了解大概有哪些类型的数据挖掘工具值得纳入考虑,挖掘工具本身各有所长,并没有所谓绝对最佳的方法,工具的选择与问题本身和所搜集的数据类型息息相关,领域专家的配合有时也提供数据挖掘的方法选择与改善的因素。因此,数据挖掘者本身对于工具必须具备清楚的认知以选定合适的工具。

3.3.1.4　结果解释及评估

数据挖掘所获得的挖掘结果,需要进行评估分析,便于发现真正有趣的模式。因为数据挖掘所获得的结果中可能存在冗余或者无关的模式,或者所获得的模式不能满足用户的要求,这就需要重新进行挖掘,重新选择数据、重新设置参数值,甚至换一种新的算法等。整个数据挖掘是一个不断反馈修正的过程。当用户发现所选择的数据不合适,或使用的挖掘方法无法获得期望结果,用户就需要重复先前的过程,甚至从头开始。

针对不同的数据挖掘模式得出的结果所采用的评估指标也不同,例如分类正确性、模型误差大小、群体间的相似程度、分析所需时间等。一般来说,分析人员会评估该模式的解释能力如何、是否可接受,若不足则可能改善的方向为何,甚至可能需重新检查所搜集的数据或采用不同的数据准备方法。数据的价值在于有没有意义,并非所有分析而得的结果均有价值,在分析过程乃至于最后挖掘的结果,不论是数据、可视化图形或者规则化叙述,应不断与领域专家讨论,以获取其经验及真知灼见。

挖掘的结果对于企业运用是否有帮助,以及整个挖掘的过程是否达到预期效果,皆须通过不断进行结果解释与讨论,以厘清样型特征所代表的意义与价值,才可使研究模式与结果更加完备,之后可进一步将相同属性的规则类型储存至规则库,结合领域专家的经验与定性说明,以建立决策支持机制与知识管理系统。

数据挖掘的结果好坏取决于对问题领域与研究目标有清楚的认知,确认具有价值的知识以及应用的目标后,建立目标数据集,再选择一个适合分析的数据集或是相关变量的子集。数据挖掘需针对问题特性与数据类别,选择合适的数据挖掘工具分析庞大的数据,以挖掘有意义的规则或样型并整理成有用的信息;不该以使用工具为目的,强制将某工具用于不适合的问题,更不能盲目地结合数种工具并认为可以发挥加乘的效果。利用挖掘工具挖掘出结果后,需与领域专家合作以阐释挖掘到的信息,将所得信息以可以被确认、观察和再使用的形式呈现,使决策者能够理解,并根据所得信息回归决策的目标,拟定适当的行动方案,做出决策。最后,评估此次挖掘的成效,有效地运用挖掘结果与经验反复修正模式,改善下一个循环,并建立决策支持的机制。

3.3.2 数据挖掘的方法

随着数据量的快速增长,传统的数据分析工具和技术已无法完全满足海量信息处理的需求,数据分析与挖掘技术则将传统的统计分析方法与处理大量数据的复杂算法结合起来,为探索和分析新的数据类型以及用新方法分析海量数据提供了契机。

3.3.2.1 关联分析

关联分析主要用于发现隐藏在大型数据集中的有意义的联系,所发现的联系可以用关联规则或频繁项集的形式表示。在进行关联分析之前,首先要将数据集看成一个事务的集合,每个事务中包含若干条数据项。一个事务表示一个有意义的单元区间,在这个有意义的单元区间中,若干条数据共同出现即为一个事务。

下面介绍两种常用的频繁项集发现算法:Apriori 算法和 FP Growth 算法。

Apriori 算法的核心思想是:对于给定的数据库,首先对其进行扫描,找出所有的频繁 1-项集,该集合记作 L1,然后利用 L1 寻找频繁 2-项集的集合 L2,再由 L2 找 L3,如此进行,直到不能再找到任何频繁 k-项集。最后在所有的频繁集中提取出强规则,即产生用户所感兴趣的关联规则。

FP Growth 算法的核心思想是:在保留项集关联信息的前提下,将数据库的频繁压缩到一棵频繁模式树中;再将这种压缩后的 FP 树分成一些条件数据库并分别挖掘每个条件库。在算法中有两个关键步骤:一是生成频繁模式树 FP-Tree,二是在频繁模式树 FP-Tree 上发掘频繁项集。

3.3.2.2 聚类分析

聚类分析旨在发现紧密相关的观测值群组,使得与属于不同簇的观测值相比,属于同一簇的观测值相互之间尽可能相似。

划分方法是指对于一个给定的包含 n 个数据对象的数据库,要把其中的对象分成 K 个聚类,划分方法就是运用一些相关的算法将对象集合划分成 K 份,其中每个划分表示一个聚类。比较常用的划分方法包括 K-Means、K-Medoids、EM 算法等。其中,K-Means 算法的大致过程如下:在初始化阶段按照某种策略(通常是随机)选取 K 个数据点作为初始质心。在接下来的过程中不断地进行迭代,每次迭代将数据集中某个未被分配簇的点分配到某一簇中。

　　层次聚类方法的基本思路是将数据分为若干组并形成一个组的树从而进行聚类。一般分为两种方法,一种是自下而上聚合层次聚类方法(AGNES),该方法的基本操作为:先将每个对象自身作为一个聚类,然后聚合这些聚类以得到更大的聚类,当所有对象都聚合成为一个聚类,或满足一定的终止条件时操作完成。另一种是自上而下的方法(DIANA),该方法先将全部的对象当成一个聚类,然后不断分解这个聚类以得到更小的聚类,这个过程中小聚类的个数不断增多,当所有对象都独自构成一个聚类,或满足一定终止条件时操作完成。上述两种过程如图 3-6 所示。

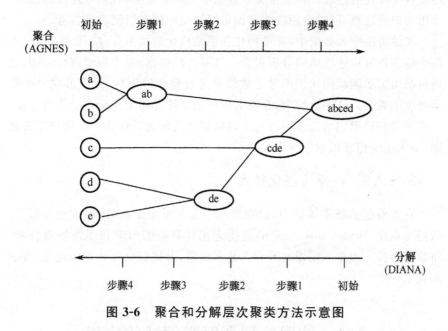

图 3-6　聚合和分解层次聚类方法示意图

　　层次算法能够产生高质量的聚类,然而也存在计算和存储需求较大,缺乏全局的目标函数,合并决策不能撤销等问题。

3.3.2.3　分类与回归

　　分类与回归本质上是两种不同的预测方法。分类主要是预测离散的目标变量,输出的是离散值;而回归用于预测连续的目标变量,输出的是有序值或连续值。

分类问题实际上是要建立一个从输入数据到分类标签的映射。机器学习建立这个映射模型的方法是:使用某种学习算法,按照一定的策略对输入数据进行分析,找出一个能够很好拟合输入数据和输入数据类标号的映射,同时这个映射还能够正确地预测未知数据和它的类标号。

回归分析是确定两种或两种以上变量间相互依赖的定量关系的统计分析方法。回归的主要目的是预测数值型数据,最直接的方法是根据输入数值写一个计算目标值的公式,这个目标公式被称为回归方程。回归的主要方法就是优化回归方程中的参数,从而减小回归预测误差。

3.3.2.4 文本挖掘算法

文本挖掘(Text Mining)是一个从非结构化文本信息中获取用户感兴趣或有用模式的过程。从大量文本数据中抽取事先未知的、可理解的、最终可用知识的过程,同时运用这些知识更好地组织信息以便将来参考。

在健康医疗大数据中,非结构化和半结构化数据主要包括医生医嘱、出院小结和各种描述性质的分析报告。针对这些数据,首先需要进行分词,之后再利用医学领域的知识库对分词结果进行概念的识别,最终形成一个机器可读的数据。这个流程中,系统对数据的处理并不是完全自动化的过程,一些不能自动识别的文本将由人工进行识别处理之后作为一个用户字典规则,加入系统标准识别过程中。

3.3.2.5 数据可视化技术

在大数据的技术体系中,数据展示与交互虽不是核心,但也至关重要。数据可视化(Data Visualization)是指运用计算机图形学和图像处理技术,将数据转换为图形或图像在屏幕上显示出来,并进行交互处理的理论、方法和技术。

3.4 数据挖掘在医学领域的应用

数据挖掘技术产生了二十几年的时间,在金融、工农业生产及商业中已经得到了广泛的应用,取得了较好的经济和社会效益。但是数据挖掘在医学领域方面的应用还处于初步阶段,这是由医学数据的独特性造成的。医学领域存在着大量的数据,医学领域数据来源很复杂,它包括大量的医学影像、实验数据、心/脑电图和肌电图等信号数据、药品管理信息、医院管理信息等,医学数据描述的复杂性、隐私性导致了数据的特殊性。但医学数据真实可靠,不受其他因素的影响,而且数据集的稳定性较强、客观性强。目前数据挖掘技术在医学中的应用主要在以下几方面。

3.4.1　在疾病诊断治疗方面的应用

在科技不断进步的今天,人们对健康的要求越来越高,然而有些疾病不容易被发现和诊断。由于不同的疾病可能会引起相同的反应,同一种疾病在不同时期或不同人群之间也会发生不同的反应,即使是一名医生,可能也需要几年甚至十几年的经验才能掌握这些疾病的症状和治疗方法。通过数据分析和数据挖掘的方法对大量历史诊断数据进行分析和挖掘,得出各种疾病在不同时期和人群中的症状,当遇到新的病人时,数据分析和数据挖掘得到的这些结果有助于医生对病人的病情进行有效的判断,可以早日发现疾病所在,便于控制病情和治疗。

在临床中有些错综复杂的疾病,数据挖掘中的粗糙集理论、人工神经网络、模糊逻辑分析在疾病诊断方面是有效的,它能挖掘出有价值的诊断,为临床医务工作者提供决策参考。国内有学者将粗糙集理论应用于孕妇产检项目与流产概率的研究,对众多流产因素进行了提炼,取得了满意的效果,大大提高了诊断准确率。国外 A. Kusiak 等将基于粗糙集理论的两种算法应用于实体性肺结核的诊断,诊断准确率达 100%;Roshawnna Scales 等运用人工神经网络理论及模糊逻辑技术开发了心血管疾病诊断工具,其准确率达到 92%。

3.4.2　在生物信息学中的应用

人类基因组计划的启动和实施使得核酸、蛋白质数据迅速增长,将海量的生物信息数据利用起来,探索生物信息中的规律,对人类基因组进行更深入的研究,为人类战胜疾病提供参考。国内学者朱杨勇等从 DNA 序列数据出发,对于基因序列相似性、基因序列功能预测性进行研究,建立肿瘤分类预测模型,对肿瘤基因的表达模式与识别进行了研究。

3.4.3　在流行病方面的预测

在公共卫生治理中,结合医院信息系统,对流行病的防治以及对疾病危险因素进行筛选;对大量的健康体检资料数据进行体检参数之间的相似度的挖掘分析;对某群体的流行病发病趋势进行预测;为制定卫生政策法规等提供科学依据。

3.4.4 在医学图像中的应用

随着医学影像学的发展及数据库管理系统的广泛应用,如 SPECT、CT、MRI、PET 等,数据挖掘技术在医学影像分析研究中发挥了重大的作用。图像数据挖掘是在图像数据库中自动提取隐含的、先前未知的和潜在有用的知识,它是一个集中了计算机视觉、图像处理、图像检索、数据挖掘、机器学习、数据库和人工智能等技术的多学科交叉的研究领域。

3.4.5 在药物研发中的应用

新药物研发的过程很漫长,投入大,风险高,药物的疗效和毒副作用问题使得药物的研发常在临床阶段失败,造成巨大的经济损失。数据挖掘技术有助于增加在寻找新药过程中的主动性,避免盲目性,真正做到有的放矢。尤其对于中医药的药物开发,每一味中药的相互配伍结果都不一样,采用数据挖掘可以合理运用知识发现技术,发现其中的特点和配伍规律,指导中药复方新药研发。

在医学数据挖掘方法中用得较多的算法有模糊逻辑、决策树、神经网络、进化计算、粗糙集理论和支持向量机等,它们都显示出了各自独特的优越性,已经在医学数据挖掘中得到了成功的应用。医学数据挖掘是一门新兴的交叉学科,需要从事计算机、统计学的科研人员与广大医务工作者共同努力。随着理论研究的深入和进一步的实践探索,数据挖掘技术在疾病的诊断和治疗等方面将会发挥巨大的作用。

3.5 医学数据挖掘的常用工具

在研究数据挖掘在医学中的应用过程中,常用的软件有 DPS 数据处理系统(Data Processing System,DPS)、统计产品与服务解决方案软件(Statistical Product and Service Solutions,SPSS),和 MATLAB(MATrix LABoratory)软件。

3.5.1　DPS 数据处理软件

　　DPS 数据处理系统是浙江大学唐启义教授研制的多功能数理统计和数学模型处理软件系统。DPS 是一套通用多功能的数据处理软件,它将数值计算、统计分析、模型模拟以及画线制表等功能融为一体。其系统主要作为数据处理和分析工具而面向广大用户。DPS 系统兼有如 Excel 等流行电子表格软件系统和若干专业统计分析软件系统的功能,与目前流行的同类软件比较,具有较强的统计分析和数学模拟分析功能。

　　DPS 有如下特点。

　　(1)DPS 数据处理系统是目前国内统计分析功能最全的软件包。

　　DPS 是目前国内唯一一款实验设计及统计分析功能齐全、国产的、具有自主知识产权的统计分析软件。利用该系统可以完成所有的统计分析工作,因此,在我国 DPS 已得到较为广泛的应用,可用于自然科学和社会科学的不同领域内。

　　(2)DPS 的一般线性模型可用于分析多种试验设计的方差。

　　例如,采用 SPSS 无法进行的设计、采用 SAS 编程也难以进行的多因素裂区混杂设计、格子设计等问题。

　　(3)独特的非线性回归建模技术实现了"可想即可得"的用户需求,参数拟合精度高。

　　(4)利用统计分析模块可以满足各种数据挖掘的要求。

　　例如,指数模型、数学生态、生物测定、地理统计、遗传育种、生存分析、水文频率分析、量表分析、质量控制图、ROC 曲线分析等。

　　(5)DPS＝Excel＋SPSS。

　　DPS 既有 Excel 那样方便的在工作表里面处理基础统计分析的功能,又实现了 SPSS 高级统计分析的计算。DPS 提供了十分方便的可视化操作界面,可借助图形处理的数据建模功能,为用户处理复杂模型提供了最直观的途径。

　　(6)DPS 具备十分完善的功能。

　　DPS 还具有模糊数学方法、灰色系统方法、各种类型的线性规划、非线性规划、层次分析法、BP 神经网络、径向基函数(RBF)、小波分析、投影寻踪综合评价等更加完善的功能。

3.5.2　SPSS 统计分析软件

　　1968 年,美国斯坦福大学的三位研究生研制出了 SPSS 统计分析软件。

1984年,全球第一个统计分析软件微机版本 SPSS/PC＋的率先推出,使得SPSS 软件得到了更为广泛的应用,包括自然科学、社会科学和技术科学中的各个领域。SPSS 软件主要具有如下优点。

(1)界面风格极为友好。

SPSS 软件的操作界面极为友好,输出结果美观漂亮。SPSS 是第一个采用人机交互界面的统计软件,非常容易学习和使用。即时切换多国语言界面,中文界面清晰友好。

(2)功能全面。

SPSS 提供了数据获取、数据管理与准备、数据分析、结果报告这样一个数据分析的完整过程,特别适合设计调查方案、对数据进行统计分析,以及制作研究报告中的相关图表。

(3)易学易用。

SPSS 采用类似 Excel 表格的界面与管理法,能够直接从很多其他数据库中读入数据,同时该软件可以满足非统计专业人士的工作需要,为操作人员带来了很大方便,是非专业统计人员的首选统计软件。

(4)编程能力强,支持二次开发。

SPSS 软件具有强大的编程能力,支持二次开发。那些精通者可以通过编程,将其他编程语言与软件中的命令结合起来实现更强大的功能,开发出更强大的统计平台。

(5)灵活的配置方案。

SPSS Statistics 是一种按照模块进行配置的软件,主要包括 SPSS Statisties Base 模块和其他一系列扩充功能模块。SPSS Statisties Base 是基础的软件平台,具备强大的数据管理能力和输入输出界面管理能力,并具备完备的常见统计分析功能。

(6)支持多种操作系统。

客户端支持 Windows XP(32 位)、Windows Vista and Windows 7(32 位和 64 位)、Linux 和 Mac OS。服务器端支持 Windows Server 2003(32 位和 64 位)、Windows Server 2008(32 位和 64 位)、AIX、HP-UX、Solaris。

3.5.3　MATLAB 软件

MATLAB 是由美国 The Math Works 公司开发的,它是一种以矩阵运算为基础的交互式程序语言。它作为一种编程语言和可视化工具,主要应用于工程计算、控制设计、信号处理与通讯、图像处理、信号检测、金融建模设计与分析等领域。具有以下主要特点。

（1）易学易用性。

MATLAB 是一个高级矩阵/阵列语言，用户可以在命令窗口中，将输入语句和执行命令同步。简单的编程环境提供了比较完备的调试系统，程序不必经过编译就可以直接运行，而且能够及时地报告出现的错误以及进行出错原因分析。

（2）高效性。

MATLAB 语句功能很强大，只需要一条语句就能够完成复杂的任务，提高了专业计算机技术人员研究软件开发的效率。

（3）可拓展性。

用户可以根据自己的需要定义具有一定功能的程序文件，即 M 文件。一个从事特定行业的工程师，可以用 MATLAB 自带的工具箱完成许多工程项目。

第 4 章　关联规则挖掘及其医学应用

关联规则挖掘方法主要应用在成熟的商业数据库中,近年来开始应用于分析医学数据,如患者就诊模式、挖掘疾病最佳方案等。应用最广泛和有效的是糖尿病数据库这类多维数据分析课题。对于像糖尿病这类多并发症疾病,由于其生物机制的复杂程度较高,研究人员试图建立糖尿病患者生理数据库,对其血糖浓度、糖化血红蛋白、骨密度、血压、甘油三酯、肌肉脂肪组织含量等生理参数进行关联分析。Robinson 等针对应用时间序列关联分析,QT 间期和 I 型糖尿病患者夜间血糖浓度有关,而且修正后的 QTC 可能可以用于预警患者夜间猝死的发生。程远等利用关联规则挖掘和数据矩阵分析方法得出 II 型糖尿病与 3 种主要并发症(高血压、冠心病、高脂血症)之间的关系和密切程度,可以为医务工作者对 II 型糖尿病患者采取有针对性的并发症检查措施,以及对 II 型糖尿病患者的早期预测和诊断提供了参考依据。此外,也有人将关联规则用在院内感染控制检测和艾滋病毒基因和药物疗法研究、智能诊断、失眠病人脑电图分析等。国外的 Creighton C 等采用 Apriori 算法挖掘不同基因或环境效应与基因表达之间的生物学相关关系。国内学者刘尚辉等利用关联规则对甲状腺结节病案进行分析,通过对甲状腺相关因素研究,得到了与甲状腺结节相关的模式和规则;在中医方面,运用关联规则进行挖掘,揭示一些中医信息之间潜在的规律,国内焦朋沙等应用关联规则挖掘技术中的矩阵算法对中医数据中患者的疾病、年龄、症状、过敏史进行挖掘,结果表明该算法不仅可以快速有效地找出属性间的相关关系,还可以帮助医生快速有效地查明病情,对临床辅助诊疗具有重要意义。

4.1　关联规则概述

关联规则(Association Rule)挖掘是在大量数据中挖掘数据项之间的关联关系,其典型的应用就是购物篮分析,沃尔玛超市经典的"啤酒和尿布"的销售策略就是由购物篮分析发现的。

沃尔玛通过分析顾客购物小票上的数据,发现有些顾客在买尿布的同时总要购买啤酒。这两种截然不同的商品怎么会搭配在一起呢?超市经理通过观察,发现年轻爸爸们出于自我犒劳的心理,在给婴儿买尿布的同时还会给自己买些啤酒。这一发现鼓励沃尔玛将啤酒和尿布放在相邻的货架上,这同时促进了二者的销售。

这就是"啤酒和尿布"的案例,它发生在 20 世纪,被视为大数据推动企业决策的经典案例之一。同样的事情发生在其他大型超市里,起初这种分析方法和顺序分析并未清楚地分离开来,统称为关联分析,但很快人们发现大型超市使用的关联分析倾向于发现"顾客购买尿布时还会购买啤酒"这种规律,而电商们使用的关联分析则倾向于发现"顾客购买孕妇服的 4 个月后会购买婴儿车"这种规律。为了区分二者,人们将前者命名为购物篮分析,将后者命名为顺序分析。

购物篮分析总是被大型超市用于分析顾客有什么购物规律。这是因为一方面大型超市里的货物非常多,而且其货物的排列经常改变,如果顾客不能很快找到自己需要的所有商品,超市就很容易失去顾客;另外,实体超市并不像电商那样容易收集顾客的历史购物记录,单张的购物小票是超市能收集的最有效数据,而仅使用单张购物小票就能完成的分析方法并不算多。

因此,购物篮分析是大型超市非常依赖的一种分析方法。它能够指导超市合理摆放商品,提高顾客的购物体验,从而促进商品的销售,它也能帮助超市确定促销策略,如一种饼干应当将 3 盒还是 5 盒捆在一起销售,以及哪些商品可以搭配销售等,这些细节能够帮助超市避免许多损失。

购物篮分析的经典案例还包括欧洲超市发现飓风季节里人们喜欢吃蛋挞,因此将蛋挞和飓风用品摆放在一起;日本超市发现下午 3 点后勤科采购垃圾袋时要替同事购买速溶咖啡,因此将垃圾袋和速溶咖啡放在一起等。这些案例数不胜数,即使较小的街角超市也可以使用购物篮分析尝试寻找顾客购物的奥秘。

作为最经典和常用的零售业分析方法之一,购物篮分析关注的是相关关系,而不是因果关系。它只能发现顾客购物的规律,规律背后的原因还需要数据分析师自行寻找。寻找购物规律背后的原因能够使超市正确地利用这些规律,如垃圾袋和速溶咖啡的关联关系只适合附近存在高级写字楼的超市,对其他超市来说,这种购物篮规律是没有意义的。

关联规则挖掘在很多其他领域也被广泛应用。例如,在网络的入侵检测技术中,关联规则被用来在大量的网络连接行为中挖掘哪些模式是异常的,从而发现潜在的网络攻击行为。关联规则在基因表达数据和蛋白质结构数据分析中也具有广泛的应用。

4.2 基于候选项产生-测试策略的频繁模式挖掘算法：Apriori 算法

4.2.1 Apriori 性质

Apriori 算法是第一个关联规则挖掘算法，它开创性地使用基于支持度的剪枝技术，也就是支持度度量的反单调性，系统地控制候选项集呈指数级增长。

要掌握支持度度量的反单调性，先要掌握单调性的数学定义：

单调性：令 I 是项的集合，$J = 2^I$ 是 I 的幂集。度量 f 是单调的（或向上封闭的），如果

$$\forall X, Y \in J : (X \subseteq Y) \rightarrow f(X) \leqslant f(Y)$$

这表明如果 X 是 Y 的子集，则 $f(X)$ 一定不超过 $f(Y)$。另外，f 是反单调的（或向下封闭的），如果

$$\forall X, Y \in J : (X \subseteq Y) \rightarrow f(Y) \leqslant f(X)$$

则表示如果 X 是 Y 的子集，则 $f(Y)$ 一定不超过 $f(X)$。

根据单调性原理，我们可以推导得出先验原理，即支持度度量的反单调性。

先验原理：如果一个项集是频繁的，则它的所有子集一定也是频繁的。

如图 4-1 所示，假定 $\{C, D, E\}$ 是频繁项集，显而易见，任何包含项集 $\{C, D, E\}$ 的事务一定包含它的子集 $\{C, D\}$，$\{C, E\}$，$\{D, E\}$，$\{C\}$，$\{D\}$ 和 $\{E\}$。这样，如果 $\{C, D, E\}$ 是频繁的，则它的所有子集一定也是频繁的。

相反，如果项集 $\{A, B\}$ 是非频繁的，则它的所有超集也一定是非频繁的。一旦发现 $\{A, B\}$ 是非频繁的，则整个包含 $\{A, B\}$ 超集的子集可以被立即剪枝。这种基于支持度度量修剪指数搜索空间的策略称为基于支持度的剪枝。这种剪枝策略依赖于支持度度量的一个关键性质，即一个项集的支持度绝不会超过它的子集的支持度。这个性质也称支持度度量的反单调性。如图 4-2 所示。

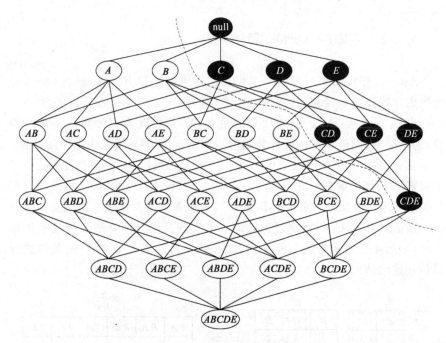

图 4-1 先验原理示意图

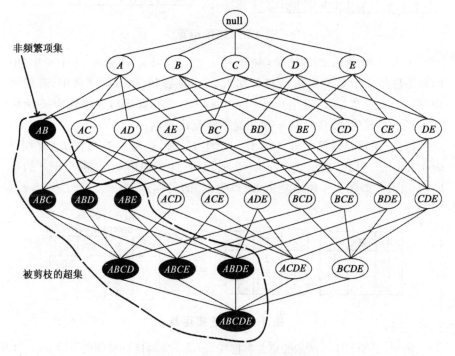

图 4-2 基于支持度的剪枝

4.2.2 基本的 Apriori 算法

Apriori 算法的基本思路是采用层次搜索的迭代方法,由候选$(k-1)$-项集来寻找候选 k-项集,并逐一判断产生的候选 k-项集是否是频繁的。

设 C_k 是长度为 k 的候选项集的集合,L_k 是长度为 k 的频繁项集的集合,为了简单,设最小支持度计数阈值为 min_sup,即采用最小支持度计数。

首先,找出频繁 1-项集,用 L_1 表示。由 L_1 寻找 C_2,由 C_2 产生 L_2,即产生频繁 2-项集的集合。由 L_2 寻找 C_3,由 C_3 产生 L_3,以此类推,直至没有新的频繁 k-项集被发现。求每个 L_k 时都要对事务数据库 T 做一次完全扫描。

由 L_{k-1} 构建 C_k 可以通过连接运算来实现。连接运算是表的基本运算之一,如图 4-3 所示是两个表 R、S 按"R 第 3 列等于 S 第 2 列"的条件进行等值连接的结果。

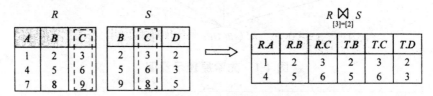

图 4-3 连接运算

由 L_{k-1} 构建 C_k 的方法是,取 L_{k-1},l_{k-1}(表示 L_{k-1} 中第 $k-1$ 个项集)中的每个序号大于等于 k 项 x,将其加入 L_{k-1} 的某个 $(k-1)$-项集中,若能够得到一个 k-项集(x 与这个 $(k-1)$-项集中的项不重复),则将这个 k-项集加入 C_k 中,显然 C_k 中所有 k-项集是不重复出现的。

因此,采用自连接的方式由 L_{k-1} 产生 C_k 时,连接关系是在 L_{k-1}(用 p 表示)和 L_{k-1}(用 q 表示)中,前 $k-2$ 项相同,且 p 的第 $k-1$ 项小于 q 的第 $k-1$ 项值。如图 4-4 所示是由 L_3 产生 C_4 的过程。

$$C_4 = L_3 \bowtie L_3$$

$[1]=[1]$ and $[2]=[2]$ and $[3]<[3]$

L_3				L_3					A	B	C_1	C_2
A	B	C		A	B	C			1	2	1	2
1	2	1		1	2	1			1	2	1	3
1	2	2		1	2	2			1	2	2	3
1	2	3		1	2	3						

图 4-4 自连接运算

例如,对于表 4-1 所示的事务数据库,设最小支持度计数阈值 min_sup＝3,产生所有频繁项集的过程如下:

表 4-1　一个购物事务数据库 T

TID	购买商品的列表	编码后的商品列表
t_1	{面包,牛奶}	$\{i_1, i_2\}$
t_2	{面包,尿布,啤酒,鸡蛋}	$\{i_1, i_3, i_4, i_5\}$
t_3	{牛奶,尿布,啤酒,可乐}	$\{i_2, i_3, i_4, i_6\}$
t_4	{面包,牛奶,尿布,啤酒}	$\{i_1, i_2, i_3, i_4\}$
t_5	{面包,牛奶,尿布,可乐}	$\{i_1, i_2, i_3, i_6\}$

(1)得到 L_1 的过程如图 4-5 所示。

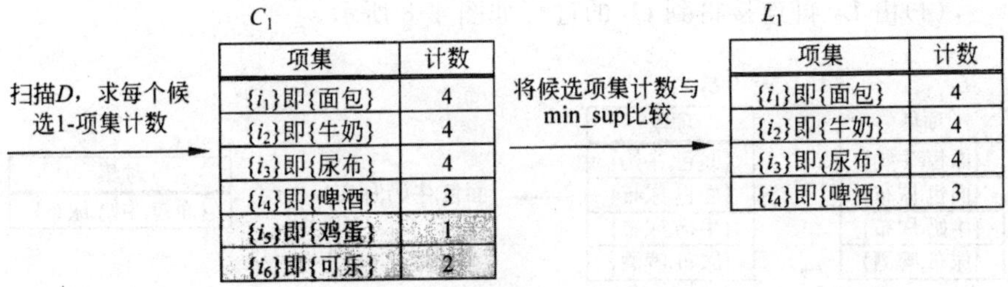

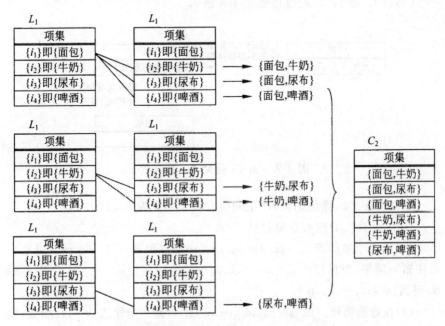

图 4-5　得到 L_1 的过程

(2)由 L_1 自连接得到 C_2 的过程如图 4-6 所示。

图 4-6　由 L_1 自连接得到 C_2 的过程

（3）由 C_2 得到 L_2 的过程如图 4-7 所示。

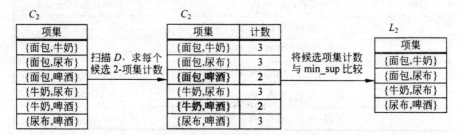

图 4-7　由 C_2 得到 L_2 的过程

（4）由 L_2 自连接得到 C_3 的过程如图 4-8 所示。

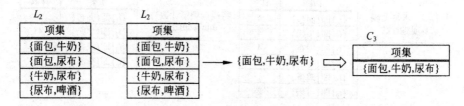

图 4-8　由 L_2 自连接得到 C_3 的过程

（5）由 C_3 得到 L_3 的过程如图 4-9 所示。

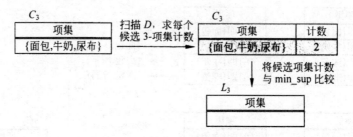

图 4-9　由 C_3 得到 L_3 的过程

（6）由 $L_3 = \Phi$，算法结束，产生的所有频繁项集为 $L_1 \bigcup L_2$。

Apriori 算法的核心步骤包括：

（1）候选项集的产生。设 $A = \{a_1, a_2, \cdots, a_k\}$ 和 $B = \{b_1, b_2, \cdots, b_k\}$ 是一对频繁 k-项集，当且仅当 $a_i = b_i (i = 1, 2, \cdots, k-1)$ 并且 $a_k \neq b_k$ 时，合并 A 和 B，得到 $\{a_1, a_2, \cdots, a_k, b_k\}$。

（2）候选前剪枝。设 $A = \{a_1, a_2, \cdots, a_k, a_{k+1}\}$ 是一个候选 $(k+1)$-项集，检查每个 A' 是否在第 k 层频繁项集中出现，其中 A' 由 A 去掉 $a_i (i = 1, 2, \cdots, k)$

得到。若某个 A' 没有出现,则 A 是非频繁的。

(3)候选项集的支持度计算。支持度计数过程确定候选项剪枝步骤保留下来的每个候选项集出现的频繁程度。计算支持度的主要方法包括两种:一种方法是将每个事务与所有的候选项集进行比较,并且更新包含在事务中的候选项集的支持度计数。这种方法的计算成本很昂贵,尤其当事务和候选项集的数目都很大时。另一种方法是枚举每个事务所包含的项集,并且利用它们更新对应的候选项集的支持度。为了减少比较次数,通常将候选项集保存在散列(hash)结构中,将每个事务与保存在散列结构的候选项集作匹配。

Hash 函数为 $h(p) = p \bmod 3$,假设有 15 个候选 3-项集,分别为{1 4 5},{1 2 4},{4 5 7},{1 2 5},{4 5 8},{1 5 9},{1 3 6},{2 3 4},{5 6 7},{3 4 5},{3 5 6},{3 5 7},{6 8 9},{3 6 7},{3 6 8},Hash 规则如图 4-10(a)所示,则构建的 Hash 树如图 4-10(b)所示。利用余数相同的原则将序号分组,图中第一层的第一个数字,1、4、7 在左侧,2、5、8 在中间,3、6、9 在右侧。第二层的第二个数字,1、4、7 在左侧,2、5、8 在中间,3、6、9 在右侧,以此类推。图 4-11(a)(b)(c)分别给出了 Hash 函数规则{1,4,7},{2,5,8}和{3,6,9}条件下的示意图。

Apriori 算法尽管减少了候选项集的数量,但仍不可避免地对大量的候选项集进行频繁性的检验,并且要重复扫描数据库,当数据库足够大时还需要反复扫描外存,这导致其效率低下,成为大规模数据的处理 I/Q 操作提高效率的瓶颈。Apriori 算法的计算复杂度主要受支持度阈值,项数(维度),事务数,事务的平均宽度等因素的影响。

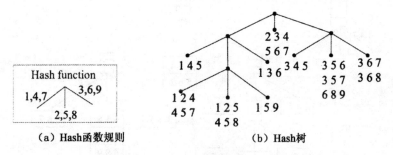

(a)Hash函数规则　　　　　　(b)Hash树

图 4-10　依规则构建 Hash 树

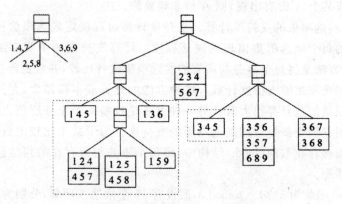

（a）Hash函数规则{1, 4, 7}示意图

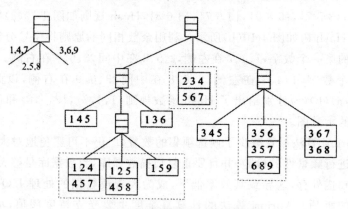

（b）Hash函数规则{2, 5, 8}示意图

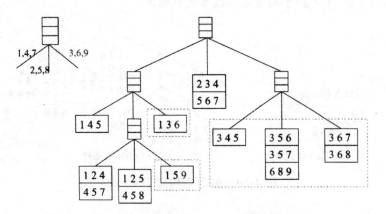

（c）Hash函数规则{3, 6, 9}示意图

图 4-11　Hash 函数规则示意图

　　图 4-12 和 4-13 分别给出了支持度阈值对候选项集和频繁项集的数量的影响以及事务的平均宽度对候选项集和频繁项集的数量的影响示意图。

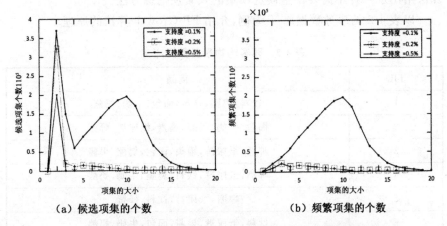

（a）候选项集的个数　　　　　　　（b）频繁项集的个数

图 4-12　支持度阈值对候选项集和频繁项集的数量的影响

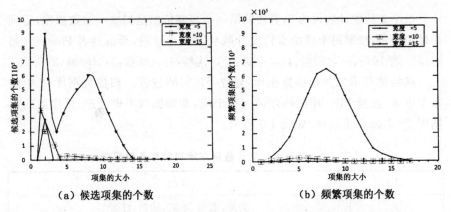

（a）候选项集的个数　　　　　　　（b）频繁项集的个数

图 4-13　事务的平均宽度对候选项集和频繁项集的数量的影响

4.3　不需要产生候选项集的频繁模式
挖掘算法：FP-Growth 算法

　　给定一个包含 k 个项的事务数据库 T，所有可能的候选项有 $2^k - 1$ 个。可以将这些项按照层次结构组织，自上而下项集的长度逐层增加 1。Apriori 算法在本质上是按照层次自上而下搜索所有可能的项集，可以看成是一种"广度优先搜索策略"。如果 k 比较大，那么产生的候选项个数将非常巨大。

此外,扫描数据库的次数以及匹配候选项集的操作也会大大增加。

针对 Apriori 算法的上述缺点,Frequent-Pattern Growth(FP-Growth)算法给出了一种不需要产生候选项集的频繁项挖掘方法。

以表 4-2 的事务数据库 T 为例,介绍 FP-Growth 算法的原理。

表 4-2　顾客购物事务数据库 T

TID	商品
1	饮料,鸡腿,蜂蜜,面包,牛奶,奶酪
2	面包,牛奶,奶酪,鸡蛋,纸尿裤,蜂蜜
3	啤酒,纸尿裤,罐头,面包,奶酪,果酱
4	啤酒,纸尿裤,饮料,鸡腿,牛奶,奶酪
5	啤酒,纸尿裤,饮料,蜂蜜
6	饮料,纸尿裤,果酱,面包,牛奶,奶酪

最小支持度计数设为 3,算法的第一个步骤依然是扫描一遍数据库,得到频繁 1-项集,按照每个项的支持度计数从大到小排列,形成列表 Flist＝{{奶酪:5},{纸尿裤:5},{面包:4},{牛奶:4},{饮料:4},{蜂蜜:3},{啤酒:3}}。

然后就是第二次扫描数据库,建立 FP 树的过程。扫描数据库 T 中的每个事务,按照 Flist 中的顺序访问每个项,非频繁项不做处理,排序后的数据库 T(去掉非频繁项)如表 4-3 所示。

表 4-3　按照支持度计数降序排列的事务数据库

TID	商品
1	奶酪,面包,牛奶,饮料,蜂蜜
2	奶酪,纸尿裤,面包,牛奶,蜂蜜
3	奶酪,纸尿裤,面包,啤酒
4	奶酪,纸尿裤,牛奶,饮料,啤酒
5	纸尿裤,饮料,蜂蜜,啤酒
6	奶酪,纸尿裤,面包,牛奶,饮料

树的根节点标记为"null",依次扫描每一条排序后的事务记录,形成树的各个分支。扫描第一条记录,形成的分支如图 4-14 所示。

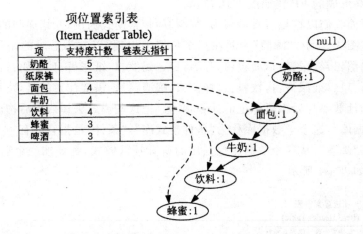

图 4-14　读入事务 1 后形成的 FP 树

　　树的每个节点包括一个项和这个项在这条路径上的计数。此外,为了后面访问树中节点方便,算法还将每个项在树中出现的位置用链表链接起来,并将链表的头指针存储在一个索引表(Item Header Table)中。在处理第二个事务{奶酪,纸尿裤,面包,牛奶,蜂蜜}后,形成树的第二条分支,如图 4-15 所示。

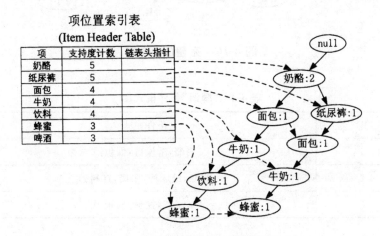

图 4-15　读入事务 2 后形成的 FP 树

　　由于第二条记录与第一个分支有共同前缀"奶酪",因此两条路径重叠部分"奶酪"的计数加 1,其他新建节点的计数为 1。同时,在各个项的链表中增加新的链接,如图 4-15 虚线所示。

　　继续处理余下的事务,使得每一条事务都能够对应 FP 树中的一条路径,最终形成的 FP 树如图 4-16 所示。

下面我们以挖掘所有后缀为"啤酒"的频繁模式为例,介绍递归的过程。

在图 4-16 中,"啤酒"一共在三个位置上出现,以它为后缀的路径分别为:{奶酪:1,纸尿裤:1,面包:1,啤酒:1}、{奶酪:1,纸尿裤:1,牛奶:1,饮料:1,啤酒:1}、{纸尿裤:1,饮料:1,蜂蜜:1,啤酒:1}。需要注意的是,路径上各个项的计数与后缀所标记的计数相同。把这些模式去掉后缀后构成了一个"数据库",这个子数据库称为"条件模式库","条件"是指它们有一个公共的后缀"啤酒",从这个数据库挖掘出的所有频繁模式,都要加一个后缀"啤酒"。如表 4-4 所示。

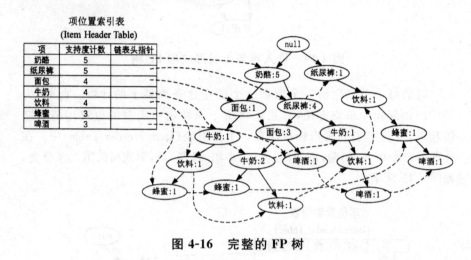

图 4-16　完整的 FP 树

表 4-4　"啤酒"条件模式库

ID	条件模式
1	奶酪,纸尿裤,面包:1
2	奶酪,纸尿裤,牛奶,饮料:1
3	纸尿裤,饮料,蜂蜜:1

在这个数据库里,只有纸尿裤是频繁项,从条件模式库中去掉非频繁项后形成的数据库如表 4-5 所示。正如我们所说,这个从"数据库"到"树"的过程,数据库对应的条件 FP 树如图 4-17 所示。

表 4-5 去掉非频繁项后的"啤酒"条件模式库

ID	条件模式
1	纸尿裤:1
2	纸尿裤:1
3	纸尿裤:1

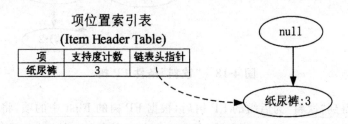

图 4-17 "啤酒"条件 FP-Tree

    FP 树由一条路径构成,路径上节点的所有组合模式只有{纸尿裤:3},加上条件后缀"啤酒"后输出,可以得到以"啤酒"为后缀的所有频繁模式:{纸尿裤,啤酒:3}。以"蜂蜜"为后缀的条件模式库处理过程也类似,没有返回频繁模式,在最终的频繁模式中,不包含以"蜂蜜"为后缀的长度大于1 的频繁模式。我们继续挖掘以"饮料"为后缀的条件模式库,如表 4-6 与表 4-7 所示。

表 4-6 "饮料"条件模式库

ID	条件模式
1	奶酪,面包,牛奶:1
2	奶酪,纸尿裤,面包,牛奶:1
3	奶酪,纸尿裤,牛奶:1
4	纸尿裤:1

表 4-7 去掉非频繁项后的"饮料"条件模式库

ID	条件模式
1	纸尿裤:1
2	纸尿裤:1
3	纸尿裤:1

构造的条件 FP 树,如图 4-18 所示。

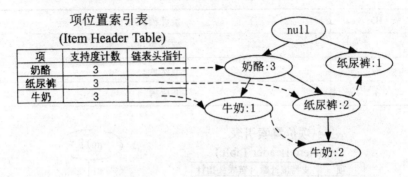

图 4-18 "饮料"条件 FP 树

在得到"饮料"为后缀的 FP 树后,根据 FP 树的 Flist 中的项,将条件后缀扩展为{牛奶,饮料}、{纸尿裤,饮料}、{奶酪,饮料}并输出为频繁模式,递归进行上述步骤。以{牛奶,饮料}为后缀的条件 FP 树如图 4-19 所示。

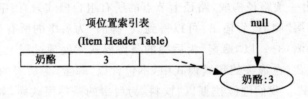

图 4-19 {牛奶,饮料}为后缀的条件 FP 树

因为 FP 树只有一条路径,所以在输出{奶酪,牛奶,饮料}后递归过程结束。当{纸尿裤,饮料}、{奶酪,饮料}的条件 FP 树为空时,递归调用结束。频繁项的条件模式库挖掘过程如表 4-8 所示。

表 4-8 条件模式库的挖掘过程

后缀	条件模式库	条件 FP 树	产生的频繁模式
啤酒	{奶酪,纸尿裤,面包:1}, {奶酪,纸尿裤, 牛奶,饮料:1}, {纸尿裤,饮料,蜂蜜:1}	null ↓ 纸尿裤:3	{纸尿裤,啤酒}

续表

后缀	条件模式库	条件 FP 树	产生的频繁模式
蜂蜜	{奶酪,面包,牛奶, 饮料:1}, {奶酪,纸尿裤, 面包,牛奶:1}, {纸尿裤,饮料:1}		
饮料	{奶酪,面包,牛奶:1}, {奶酪,纸尿裤, 面包,牛奶:1}, {奶酪,纸尿裤,牛奶:1}, {纸尿裤:1}		{奶酪,牛奶,饮料} {奶酪,饮料} {纸尿裤,饮料} {牛奶,饮料}
牛奶	{奶酪,面包:1}, {奶酪,纸尿裤,面包:2}, {奶酪,纸尿裤:1}		{奶酪,面包,牛奶} {奶酪,纸尿裤,牛奶} {奶酪,牛奶} {面包,牛奶} {纸尿裤,牛奶}
面包	{奶酪:1}, {奶酪,纸尿裤:3}		{奶酪,纸尿裤,面包} {奶酪,面包} {纸尿裤,面包}
纸尿裤	{奶酪:4}		{奶酪,纸尿裤}

　　FP 增长是一个有趣的算法,它展示了如何使用事务数据集的压缩表示来有效地产生频繁项集。此外,对于某些事务数据集,FP 增长算法比标准的 Apriori 算法要快几个数量级。FP 增长算法的运行性能依赖于数据集的压缩因子。如果生成的条件 FP-树非常茂盛(在最坏情况下,是一棵满前缀树),则算法的性能显著下降。

　　图 4-20 给出了 FP-growth 与 Apriori 随支持度增长的可伸缩性的对比图,可以明显看出 FP-growth 的优势。

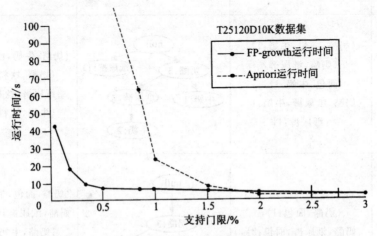

图 4-20　FP-growth 与 Apriori 随支持度增长可伸缩性比较

4.4　关联规则挖掘的其他算法

4.4.1　多层关联规则挖掘算法

　　多层关联规则(Multilevel Rules)是单层关联规则的扩展,基本挖掘过程和单层关联规则挖掘相似。先在每一个概念层次上挖掘频繁模式,再挖掘交叉层的频繁模式。

　　假设在事务数据库中出现的商品都是食品,它们分类信息的概念层次树有三层,如图 4-21 所示,分别代表牛奶或者面包,牛奶又分成“牛乳”或者“乳饮品”,再下层是各种品牌。

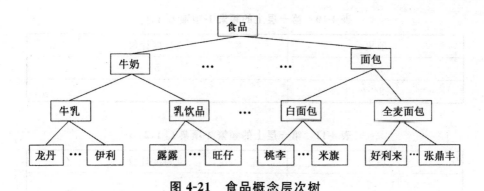

图 4-21　食品概念层次树

在前面已经介绍过频繁项集的挖掘算法,它可以看成是对最底层概念上的项的挖掘。将这些项进行概念的泛化以后,就可以在更高的层次上挖掘频繁项(频繁模式)。例如,可以挖掘出"乳饮品—全麦面包"这样的规则。在概念层次上位置越高的概念,支持度也会增加。

从概念层次树上第一层开始进行编码(不包括第零层:食品),例如,某个商品项的编码为 112,第一个数 1 表示"牛奶"类,第二个数 1 表示"牛乳",第三个数 2 表示品牌的名字。这样在事务数据库中的所有具体商品都被泛化到第三层,同类商品在这个层次上编码相同。设编码后的事务数据库如表 4-9 所示。

表 4-9　概念泛化后的数据库 $T[1]$

TID	项集
$T1$	$\{111,121,211,221\}$
$T2$	$\{111,211,222,323\}$
$T3$	$\{112,122,221,411\}$
$T4$	$\{111,121\}$
$T5$	$\{111,122,211,221,413\}$
$T6$	$\{211,323,524\}$
$T7$	$\{323,411,524,713\}$

在第一层上挖掘频繁 1-项集,每个项具有如下形式"1＊＊",…,"2＊＊"等,在同一个事务中合并相同的编码,设第一层的最小支持度计数为 4,得到第一层上的频繁 1-项集 $L[1,1]$ 和频繁 2-项集 $L[1,2]$,如表 4-10、表 4-11 所示。

表 4-10　第一层上的频繁 1-项集 $L[1,1]$

项集	支持度计数
{1** }	5
{2** }	5

表 4-11　第一层上的频繁 2-项集 $L[1,2]$

项集	支持度计数
{1** ,2** }	4

在第一层上可以得到"牛奶—面包"的关联规则。继续挖掘第二层的频繁项集,在数据库 $T[1]$ 中过滤掉非频繁的项,得到数据库 $T[2]$,如表 4-12 所示。

表 4-12　过滤后的数据库 $T[2]$

TID	项集
T1	{111,121,211,221}
T2	{111,211,222}
T3	{112,122,221}
T4	{111,121}
T5	{111,122,211,2213}
T6	{211}

如果这一层的最小支持度计数还设为 4,可能会丢失部分关联规则,通常在较低层设置较低的最小支持度。设第二层的最小支持度计数为 3,分别得到第二层的频繁 1-项集、频繁 2-项集、频繁 3-项集,如表 4-13、表 4-14 和表 4-15 所示。

表 4-13　第二层上的频繁 1-项集 $L[2,1]$

项集	支持度计数
{11* }	5
{12* }	4
{21* }	4
{22* }	4

表 4-14 第二层上的频繁 2-项集 $L[2,2]$

项集	支持度计数
{11*,12*}	4
{11*,21*}	3
{11*,22*}	4
{12*,22*}	3
{21*,22*}	3

表 4-15 第二层上的频繁 3-项集 $L[2,3]$

项集	支持度计数
{11*,12*,22*}	3
{11*,21*,22*}	3

同理,可以得到第三层的频繁项集,如表 4-16 与表 4-17 所示。

表 4-16 第三层上的频繁 1-项集 $L[3,1]$

项集	支持度计数
{111}	4
{211}	4
{221}	3

表 4-17 第三层上的频繁 2-项集 $L[3,2]$

项集	支持度计数
{111,211}	3

上述过程挖掘的频繁项集都位于同一层上,在此基础上还可以挖掘跨层频繁项集(Cross-level)。对上述算法稍做修改,即可实现这个目标。

在挖掘跨层频繁项集的过程中,$L[1,1]$、$L[1,2]$ 和 $L[2,1]$ 的生成过程同上,结果如表 4-10、表 4-11、表 4-12 所示。生成候选 3-项集的过程略有不同,不仅要从 $L[2,1]$ 生成,还要加上 $L[1,1]$ 一并生成,通过扫描 T2 后,得到新的频繁 2-项集如表 4-18 所示,频繁 3-项集如表 4-19 所示。

表 4-18　新的第二层上的频繁 2-项集 $L[2,2]$

项集	支持度计数
{11*,12*}	4
{11*,21*}	3
{11*,22*}	4
{12*,22*}	3
{21*,22*}	3
{11*,2**}	4
{12*,2**}	3
{21*,1**}	3
{22*,1**}	4

从新的 $L[2,2]$ 可以看出,产生了跨层的频繁 2-项集,如表 4-18 所示的 {21*,1**} 等。需要注意的是,具有祖先和后代关系的两个项不能入选频繁 2-项集。

表 4-19　第二层上的频繁 3-项集 $L[2,3]$

项集	支持度计数
{11*,12*,22*}	3
{11*,21*,22*}	3
{21*,22*,1**}	3

得到的 $L[3,1]$ 与表 4-18 相同,产生候选 2-项集要与 $L[1,1]$ 和 $L[2,1]$ 一起考虑,最终得到的 $L[3,2]$ 如表 4-20 所示。

表 4-20　新的第三层上的频繁 2-项集 $L[3,2]$

项集	支持度计数
{111,211}	3
{111,21*}	3
{111,22*}	3
{111,2**}	4
{11*,211}	3
{1**,211}	3

具有祖先和后代关系的两个项不会被加入频繁项集。从 $L[3,2]$ 生成候选 3-项集,验证后,得到第三层的跨层频繁 3-项集,如表 4-21 所示。

表 4-21　新的第三层频繁 3-项集 $L[3,3]$

项集	支持度计数
{111,21*,22*}	3

4.4.2　PrelfixSpan 算法

给定一个序列数据库,如表 4-22 所示。

表 4-22　序列数据库实例

序列 ID	序列
10	$[a(abc)(ac)d(cf)]$
20	$[(ad)c(bc)(ae)]$
30	$[(ef)(ab)(df)cb]$
40	$[eg(af)cbc]$

定义 4.4.1　前缀:假设元素中的所有项目都按字母顺序列出。给定一个序列 $\alpha=[e_1e_2\cdots e_n]$(其中每个 e_i 对应于 S 中的一个频繁元素),序列 $\beta=[e_1'e_2'\cdots e_m'](m\leqslant n)$,被称为 α 的一个前缀,如果满足以下条件:①对于所有的 $i\leqslant m-1$,$e_i'=e_i$;②$e_m'\subseteq e_m$;③(e_m-e_m') 中的所有频繁项按字母顺序排列在 e_m' 之后。

例如,$[a]$,$[aa]$,$[a(ab)]$,$[a(abc)]$ 是序列 $s=[a(abc)(ac)d(cf)]$ 的前缀,但是,如果序列 s 的前缀 $[a(abc)]$ 中每一个项目在 S 中都是频繁的,那么 $[ab]$,$[a(bc)]$ 都不是前缀,因为它们不符合上述定义的第三个条件。

定义 4.4.2　后缀:给定一个序列 $\alpha=[e_1e_2\cdots e_n]$(其中每个 e_i 对应于 S 中的一个频繁元素),令序列 $\beta=[e_1e_2\cdots e_{m-1}e_m'](m\leqslant n)$ 是 α 的前缀,序列 $\gamma=[e_m''e_{m+1}\cdots e_n]$ 称为 α 对于 β 的后缀,表示为 $\gamma=\alpha|\beta$,$e_m''=e_m-e_m'$。注意,如果 β 不是 α 的子序列,那么 α 对于 β 的后缀是空的。

例如,对于序列 $s=[a(abc)(ac)d(cf)]$,$[(abc)(ac)d(cf)]$ 是关于前缀 $[a]$ 的后缀,$[(\_bc)(ac)d(cf)]$ 是关于前缀 $[aa]$ 的后缀,$[(\_c)(ac)d(cf)]$ 是关于前缀 $[a(ab)]$ 的后缀。

对于某一个前缀,序列里前缀后面剩下的子序列即为其后缀。如果前缀最后的项是项集的一部分,则用一个"_"来占位表示。

定义 4.4.3 投影数据库:令 α 是序列数据库 S 的一个序列模式,α 投影数据库表示为 $S|_\alpha$,是 S 中关于前缀仅的后缀序列集合。

相同前缀对应的所有后缀集合被称为前缀的投影数据库。

定义 4.4.4 投影数据库中的支持度计数:令 α 是序列数据库 S 的一个序列模式,如果 β 是以 α 为前缀的一个序列,那么在 α 的投影数据库中,β 的支持度计数表示为 $support_{S|_\alpha}(\beta)$,是在 $S|_\alpha$ 中的序列 γ 的数量,$\beta \sqsubseteq \alpha \cdot \gamma$。

以表 4-22 所示的序列数据库 S 为例,设最小支持度阈值 min_sup=2,通过前缀投影方法来挖掘 S 中的序列模式。

(1)找到长度为 1 的序列模式。扫描数据库 S,获得序列中的所有频繁项,这些频繁项都是长度为 1 的序列模式,如表 4-23 所示。

表 4-23 长度为 1 的序列模式

序列模式	$[a]$	$[b]$	$[c]$	$[d]$	$[e]$	$[f]$
支持度	4	4	4	3	3	3

(2)划分搜索空间。根据这六个前缀,序列模式集合被划分为以下六个子集:前缀为 $[a]$ 的子集,前缀为 $[b]$ 的子集,…,前缀为 $[f]$ 的子集。

(3)找到序列模式的子集。通过构造对应投影数据的集合,递归挖掘序列模式的子集。投影数据库和在其中找到的序列模式如表 4-24 所示。

表 4-24 序列模式

前缀	投影数据库(后缀)	序列模式
$[a]$	$[(abc)(ac)d(cf)]$,$[(\_d)c(bc)(ae)]$,$[(\_b)(df)cb]$,$[(\_f)cbc]$	$[a]$,$[aa]$,$[ab]$,$[a(bc)]$,$[a(bc)a]$,$[aba]$,$[abc]$,$[(ab)]$,$[(ab)c]$,$[(abd)]$,$[(ab)f]$,$[(ab)dc]$,$[ac]$,$[aca]$,$[acb]$,$[acc]$,$[ad]$,$[adc]$,$[af]$
$[b]$	$[(\_c)(ac)d(cf)]$,$[(\_c)(ae)]$,$[(df)cb]$,$[c]$,	$[b]$,$[ba]$,$[bc]$,$[(bc)]$,$[(bc)a]$,$[bd]$,$[bdc]$,$[bf]$
$[c]$	$[(ac)d(cf)]$,$[(bc)(ae)]$,$[b]$,$[bc]$,	$[c]$,$[ca]$,$[cb]$,$[cc]$
$[d]$	$[(cf)]c(bc)(ae)]$,$[(\_f)cb]$	$[d]$,$[db]$,$[dc]$,$[dcb]$

续表

前缀	投影数据库(后缀)	序列模式
$[e]$	$[(\_f)(ab)(df)cb],[(af)cbc]$	$[e],[ea],[eab],[eac],[eacb],[eb],$ $[ebc],[ec],[ecb],[ef],[efb],[efc],$ $[efcb]$
$[f]$	$[(ab)(df)cb],[cbc]$	$[f],[fb],[fbc],[fc],[fcb]$

具体挖掘过程如下。

(1)找到前缀为$[a]$的序列模式。只搜集包含$[a]$的序列,并且在含有$[a]$的序列中,只考虑以$[a]$第一次出现为前缀的子序列。例如,对于序列$[(ef)(ab)(df)cb]$,在挖掘前缀为$[a]$的序列模式时,只考虑子序列$[(\_b)(df)cb]$。注意,$(\_b)$意味着前缀中最后的元素是a,a 和 b 一起构成了一个元素(ab)。将包含$[a]$的 S 中的序列投影到$[a]$以构成 a-投影数据库,该数据库由四个后缀序列组成:$[(abc)(ac)d(cf)],[(\_d)c(bc)(ae)],[(\_b)(df)cb],[(\_f)cbc]$。

下面的思想与 FP-Growth 算法的条件模式库的递归挖掘很相似。

通过扫描一次 a-投影数据库,得到它的局部频繁项是:$a:2,b:4,\_b:2,$ $c:4,d:2,f:2$。此时可以得到所有长度为 2 的以$[a]$为前缀的序列模式:$[aa]:2,[ab]:4,[(ab)]:2,[ac]:4,[ad]:2,[af]:2$。

所有前缀为$[a]$的序列模式递归地划分成六个子集:前缀为$[aa]$的子集,前缀为$[ab]$的子集,…,前缀为$[af]$的子集。分别构造它们的投影数据库,并且分别进行递归挖掘。步骤如下。

①$[aa]$-投影数据库由两个前缀为$[aa]$的非空(后缀)子序列组成:$[(\_bc)(ac)d(cf)],[(\_e)]$。由于不可能从这个投影数据库中生成任何频繁的子序列,所以对$[aa]$-投影数据库的处理终止。

②$[ab]$-投影数据库由三个后缀序列组成:$[(\_c)(ac)d(cf)],[(\_c)a],[c]$。递归挖掘$[ab]$-投影数据库返回四个序列模式:$[(\_c)],[(\_c)a],[a],[c]$,即$[a(bc)],[a(bc)a],[aba],[abc]$,它们形成了以$[ab]$为前缀的完整序列模式集合。

③$[(ab)]$-投影数据库仅包含两个序列:$[(\_c)(ac)d(cf)],[(dc)cb]$,这导致发现以$[(ab)]$为前缀的序列模式如下:$[c],[d],[f],[dc]$。

④类似地,组织并递归挖掘$[ac],[ad],[af]$-投影数据库,所得到的序列模式在表 4-24 中显示。

(2)找到以$[b],[c],[d],[e]$以及$[f]$为前缀的序列模式。这个过程与上一步是一样的过程。

最终全部的序列模式是上述步骤结果的并集。

4.4.3 MSApriori 算法

许多关联规则算法皆假设所有项目或数据变量值出现概率皆为均匀分配,所以都给定固定的支持度门槛以决定高频项目集。然而,实际上,有许多数据项的出现频率并不相同。有时候低频的项目组合会比高频率的项目组合来得有意义,也会带来较高的效益。因此,刘等设计一个以 Apriori 为基础的"多重最小支持度关联规则",称为 MSApriori 算法,提出依不同交易项目,设定多重最小支持度门槛值(Multiple Minimum Supports)的概念,规定每一项目 I_i 的最小支持度 $MIS(I_i)$,若某规则表示为 I_{i_1}, I_{i_2}, $\cdots$, $I_{i_k} \Rightarrow I_{j_1}$, I_{j_2}, $\cdots$, I_{j_l},则此规则的支持度只需大于或等于 $\min\{MIS(I_{i_1})$, $MIS(I_{i_2})$, $\cdots$, $MIS(I_{i_k})$, $MIS(I_{j_1})$, $MIS(I_{j_2})$, $\cdots$, $MIS(I_{j_l})\}$,即具显著性,以处理多重支持度的问题。例如,以商品的购买比例及其所带来的相对效益来决定其支持度门槛值。

在多重最小支持度关联规则中,关联规则的最小支持度为该规则内所有项目集所对应的最小支持度的最小值。分析者对于罕为购买但相对效益高的交易项目(如钻石等)规定了较低的支持度门槛值,对经常购买但相对效益较低的交易项目则规定较高的支持度门槛值(如牛奶等)。在给予不同门槛值的情况之下,分析者能更合理地找出所要的高频项目集,以产生更客观且符合实际需求的关联规则。

MSApriori 算法采用多重最小支持度找寻候选项目集并建立显著关联规则,程序如下:

(1)规定各交易商品项目的 MIS,并将所有交易项目依最小支持度递增排列,而非依循 Apriori 向下封闭的特性。

(2)先扫描资料库中的所有交易项目,找出符合最小支持度的候选 1-项目集,记为 F_1,并筛选 F_1 以得到高频 1-项目集 L_1。其中,F_1 的每个交易项目都必须在"所有最小支持度的最小值"(即为 minMIS)以上,而 L_1 内的项目都须在"各自的最小项目支持度"以上。

(3)产生其他候选交易项目集,方法与 Apriori 算法的步骤类似,分为联合(join)与修剪(prune),并以递归的搜索方式依序找出各阶层的候选项目集以及高频项目集。例如,欲产生候选 2-项目集时,必须利用尚未经过最小交易项目支持度测试的项目集集合 F_1 来生成,以避免错失具有效益但出现频率不高的项目集。

图 4-22 为一实际 MSApriori 算法的范例。某事务数据库中有 100 笔商品交易记录,其中包含 4 种商品品项{A}、{B}、{C}及{D}。经过与专

家沟通后所规定的最小支持度门槛值如表 4-25 所示,依照 MSApriori 算法进行高频项目搜索,再依循图 4-22 流程建立关联规则。在第一次扫描数据库后可得到该商品交易 1-项目集组合的支持度如图 4-22(a);在本例中,minMIS=min{0.1,0.2,0.05,0.06}=0.05,所以通过 minMIS 门槛值过滤后的项目集集合 F_1 如图 4-22(b)所示,再经由重新排序后得到图 4-22(c)的项目集 F_1';此时检查 F_1' 中各项目集的支持度是否满足其最小支持度后,可得第一阶高频项目集 L_1,如图 4-22(d)所示。接着往上构建候选 2-项目集集合,在此,与 Apriori 算法不同之处在于 MSApriori 算法经由 F_1' 来产生 C_2(而非由 L_1 来产生);例如,在此仍保留项目集{A}来产生 C_2;所构建的 C_2 如图 4-22(e)所示。接下来重复前三个步骤,借 minMIS 门槛值来删除不会列于候选集合的项目集,产生 F_2 与排序后的 F_2',分别显示如图 4-22(f)与图 4-22(g);以各 2-项目集的最小支持度门槛值来删除不满足高频项目集特征的项目组合,可得如图 4-22(h)的高频 2-项目集 L_2。以同样的方式,再往上找出第三阶的候选项目集集合 C_3 及其所对应的高频项目集 L_3,如图 4-22(i)与图 4-22(j)所示,以建立关联规则。

表 4-25　各交易项目集的最小支持度门槛值

交易项目	{A}	{B}	{C}	{D}
MIS	0.1	0.2	0.05	0.06

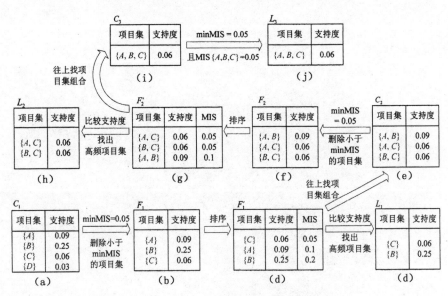

图 4-22　MSApriori 算法图例

MSApriori 算法给予各商品组合不同权重，并依据不同的支持度门槛值来建构关联规则，以避免效益高但发生频率较低的商品组合被删除。如上例，若采用 Apriori 算法，依据向下封闭特性，C_2 必须由 C_1 中支持度在门槛值以上的项目集（即 L_1）所生成，故在候选 2-项目集 C_2 中绝不会包含 $\{A\}$ 项目子集；但是依 MSApriori 算法的概念及符合多重最小支持度的特性，仅有未满足 minMIS 门槛值的项目集才会被删除而不被用于产生后续更高阶之候选项目集集合。在上例中，项目集 $\{A\}$ 有通过 minMIS 门槛值，所以继续留至候选 2-项目集，如图 4-22(e)所示。

MSApriori 应用相关的机制来避免删除重要但频率较低的项目集，以挖掘频率较低的重要交易规则。然而，MSApriori 的多重最小支持度虽可以找到罕见且重要的规则，但分析者必须对各项商品交易的重要性有一定程度的了解，才能对各项产品项目的最小支持度门槛值做出合适的定义。

第5章 决策树分类算法及其医学应用

决策树学习是以实例为基础的归纳学习算法,构造决策树的目的是找出属性和类别间的关系,用它来预测将来未知类别的记录的类别。决策树可以用于临床的疾病辅助诊断,从临床数据库中提取诊断规则,提高诊断正确率。在基因分析中,决策树可以帮助对基因进行功能分类,实现对未知功能分类的基因进行分类预测。在医疗政策制定、公共卫生、慢性病管理等方向,决策树算法都已经被广泛应用。

5.1 决策树分类算法概述

决策树(Decision Tree)是一种特殊而重要的分类器,它从一组无次序、无规则,但有类别标号的样本集中推导出决策树表示的分类规则。树的叶子结点表示类别标号,即分类属性的取值;树的内部结点是条件属性或条件属性的集合;一个内部结点为每个条件属性值,或每个组合的条件属性值构成一个树枝连接到树的下一层结点;从树根到叶子结点的一条路径称为一条决策规则,它可以对未知数据进行分类或预测。

决策树是应用十分广泛的分类方法之一,目前有多种决策树方法,如ID3、CN2、SLIQ、SPRINT 等,且大多数决策树都是一种核心算法——Hunt 算法的变体,因此,下面先介绍决策树的概念和 Hunt 算法,再进一步介绍常用的 ID3 和 C4.5 决策树方法。

5.1.1 决策树的概念

决策树是一棵有向树,也称为根树,它由矩形结点、椭圆形结点和有向边构成,如图 5-1 所示。因为有向边的方向始终朝下,故省略了表示方向的箭头。

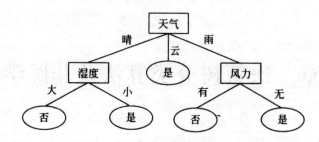

图 5-1　记录历史天气情况与是否适宜打球的决策树

决策树包含三种结点，并且用包含属性值标记的有向边相连。

（1）根结点（Root Node），用矩形表示，如"天气"结点，它没有入边，但有 2 条或多条出边。矩形框里的字符串"天气"是样本集的属性名称。

（2）内部结点（Internal Node），用矩形表示，如"湿度"结点，它恰有 1 条入边，但有 2 条或多条出边。这里的"湿度"也是样本集的属性名称。

（3）叶结点（Leaf Node）或终结点（terminal node），用椭圆表示，如"是"结点，恰有 1 条入边，但没有出边。椭圆形里的"是"等字符串是样本集的一个类别标号。

（4）每条有向边都用其出点的属性值标记，如"晴天""多云""雨天"是其出点"天气"属性的三种取值。通常，一个属性有多少种取值，就从该结点引出多少条有向边，每一条边代表属性的一种取值。

决策树从根结点到叶结点的一条路径就对应一条分类规则，因此，决策树很容易用来对未知样本进行分类。例如，图 5-1 所示的决策树对网球爱好者是非常有实用价值的。如果天气预报明天为雨天且有风（叶子结点"否"表示不宜打球），而后天为晴天且湿度小（"是"表示适宜打球），则原本计划明天打网球的人，就可以提前调整并安排好自己的工作，将打网球的计划改在后天实施。

5.1.2　Hunt 算法框架

基于决策树的分类算法有一大优点，即它在学习过程中不需要使用者了解很多背景知识，只要训练例子能够用"属性—结论"的方式表示出来，就可以使用该算法来对其进行学习。

从原则上讲，对有 n 个离散属性的一个样本集，可以构造出很多完全不同的决策树，且其中的某些决策树可能比其他决策树分类更为准确，但由于搜索所有决策树的空间是指数规模的，找出最佳决策树在实际应用中是不可行的。尽管如此，人们还是开发了一些有效的算法，能够在合理的时间内构造出具有一定准确率的近最优决策树。Hunt 算法是 Hunt 等人在 1966 年提出的决策树算法，它在选择划分训练集的属性时采用贪心策略，将训练集相继划分成较纯（包括更少类别）的子集，以递归方式建立决策树，并成为许多决策树算法的衍生框架，包括 ID3、C4.5 等。

假设结点 h 对应的样本集用 S_h 表示，而 $C = \{C_1, C_2, \cdots, C_k\}$ 是其类别属性，则 Hunt 算法的递归定义如下：

(1)如果 S_h 中所有样本点都属于同一个类 C_h，则 h 为叶结点，并用分类标号 C_h 标记该结点。

(2)如果 S_h 中包含多个类别的样本点，则选择一个"好"的属性 A，以属性 A 命名 S_h 并作为一个内部结点；然后按属性 A 的取值将 S_h 划分为较小的子集，并为每个子集创建 A 的子女结点；然后把 A 的每个子女结点作为 h 结点，递归地调用 Hunt 算法。

Hunt 算法的第(2)步是完成对训练集的划分（也称结点分裂 split），其关键是如何选择一个"好"的属性，或者说怎样判断一个属性是好的，这就需要恰当的"属性测试条件(Attribute Test Condition)"。因此，决策树算法需要对不同类型的属性进行条件测试，并提供"好"属性评估的客观度量。选择不同的属性测试方法就构成一个特有的决策树方法。例如，ID3 算法选择信息增益值作为属性的测试条件，而最大信息增益值则是属性"好"的客观度量。

5.1.3　Hunt 算法的停止

Hunt 算法中没有给出结点划分停止的条件，但实际计算需要这样的条件，以终止决策树的生长过程。一个简单的策略是，分裂结点直到所有的记录都属于同一个类，或者所有的记录都具有相同的属性值。尽管两个结束条件对于结束决策树递归算法都是充分的，但还是应该考虑其他的标准来提前终止决策树的生长过程，因为在决策树的实际应用中，还可能出现其他情况。

如果属性值的每种组合都在训练集中出现，并且每种组合都具有唯一的类别标号，则 Hunt 算法是有效的。但在大多数实际问题的应用中，这个要求却显得过于苛刻，因此，需要使用附加的条件来处理一些特殊情况。

(1)子女结点为空。

在 Hunt 算法递归定义的第(2)步所创建的子女结点可能为空，即不存在与这些结点相关联的样本点，则可将该结点设为叶结点，其类别标号采用其父结点上多数样本的类别标号。

（2）训练集 S_h 属性值完全相同，但类别标号却不相同。

这种情况意味着不可能进一步划分这些样本点，也应将该结点设置为叶结点，其类别标号采用该结点多数样本的类别标号。

5.2　决策树分类算法：ID3 算法

ID3 分类方法是一个著名决策树生成算法，它是罗斯昆兰（J. Ross Quinlan）在 1986 年提出的一种分类预测算法，其名称 ID3 是迭代二分器第 3 版英文 Iterative Dichotomiser 3 的缩写。它以信息论的信息熵为基础，以信息增益度为"属性测试条件"，并选择信息增益最大的属性对训练集进行分裂，从而实现对数据的归纳分类。

5.2.1　信息熵

熵（Entropy）概念最早来源于统计热力学，它是热力学系统混乱程度的一种度量。系统的混乱程度越低，其熵值就越小。

香农（C. E. Shanno，现代信息论的奠基人，并被誉为现代信息论之父）借用了热力学中熵的概念，并在 1948 年 10 月发表于《贝尔系统技术学报》的论文 *A Mathematical Theory of Communication*（通信的数学理论）中，首次把信息中排除了冗余后的平均信息量称为"信息熵（Information Entropy）"。他认为，信息量不应考虑信息发生的时间、地点、内容以及人们对该信息的态度和反应，而只关心信息发生的状态数目和每种状态发生的可能性大小（概率）。正是这种纯粹而简单的要求，使信息熵这种信息度量方法具有了普遍的意义及其广泛的实用性。

定义 5.2.1　设 ξ 为可取 n 个离散数值的随机变量，它取 ε_i 的概率为 $p(\varepsilon_i)(i=1,2,\cdots,n)$，则我们定义

$$E(\xi)=-\sum_{i=1}^{n} p(\varepsilon_i)\log_2 p(\varepsilon_i) \tag{5-2-1}$$

为随机变量 ξ 的信息熵。

如果令 $\xi=\{\varepsilon_1,\varepsilon_2,\cdots,\varepsilon_n\}$，则从定义 5.2.1 可知，信息熵就是一组数据 ξ 所含信息的不确定性度量。一组数据越是有序，其信息熵也就越低。反之，一组数据越是无序，其信息熵也就越高。

特别地，如果定义 5.2.1 中的随机变量是一个样本数据集 S 的某个属

性 A，其取值为 $\{a_1, a_2, \cdots, a_n\}$，则信息熵 $E(A)$ 就是该属性所有取值的信息熵，其熵值越小所蕴涵的不确定信息越小，越有利于数据的分类。因此，根据随机变量信息熵的概念，可以引入分类信息熵的定义。

定义 5.2.2　设 S 是有限个样本点的集合，其类别属性 $C = \{C_1, C_2, \cdots, C_k\}$，有 $S = C_1 \cup C_2 \cup \cdots \cup C_k$，且 $C_i \cap C_j = \phi (i \neq j)$，则定义 C 划分样本集 S 的信息熵（简称 C 的分类信息熵）为

$$E(S, C) = - \sum_{i=1}^{k} \frac{|C_i|}{|S|} \log_2 \frac{|C_i|}{|S|} \tag{5-2-2}$$

其中，$|C_i|$ 表示类 C_i 中的样本点个数，$\dfrac{|C_i|}{|S|}$ 也被称为 S 中任意一个样本点属于 $C_i (i = 1, 2, \cdots, k)$ 的概率。

类似地，设 S 的条件属性 A 可以取 v 个不同值 $\{a_1, a_2, \cdots, a_v\}$，则可以把属性 A 的每一个取值 a_j 作为样本集 S 的一个类别标号，从而将 S 划分为 v 个子集，且 $S = S_1 \cup S_2 \cup \cdots \cup S_v$ 且 $S_r \cap S_q = \phi (r \neq q)$。为此，我们可以引入 A 划分样本集 S 的信息熵概念。

定义 5.2.3　设 S 是有限个样本点的集合，其条件属性 A 划分 S 所得子集为 $\{S_1, S_2, \cdots, S_v\}$，则定义 A 划分样本集 S 的信息熵（简称属性 A 的分类信息熵）为

$$E(S, A) = - \sum_{j=1}^{v} \frac{|S_j|}{|S|} \log_2 \frac{|S_j|}{|S|} \tag{5-2-3}$$

其中，$\dfrac{|S_j|}{|S|}$ 也称为 S 中任意一个样本点属于 $S_j (j = 1, 2, \cdots, v)$ 的概率。

定义 5.2.4　设 S 是有限个样本点的集合，其条件属性 A 划分 S 所得子集为 $\{S_1, S_2, \cdots, S_v\}$，则定义条件属性 A 划分样本集 S 相对于 C 的信息熵（简称 A 相对 C 的分类信息熵）为

$$E(S, A \mid C) = \sum_{j=1}^{v} \frac{|S_j|}{|S|} E(S_j, C) \tag{5-2-4}$$

其中，$\dfrac{|S_j|}{|S|}$ 充当类别属性 C 划分第 j 个子集 S_j 的信息熵权重；而 $E(S_j, C)$ 就是 C 分类 S_j 的信息熵。根据公式(5-2-3)，对于给定的子集 S_j 有

$$E(S_j, C) = - \sum_{i=1}^{k} \left(\frac{|C_i \cap S_j|}{|S_j|} \right) \log_2 \left(\frac{|C_i \cap S_j|}{|S_j|} \right) \tag{5-2-5}$$

其中，$\dfrac{|C_i \cap S_j|}{|S_j|}$ 也称为子集 S_j 中样本属于类 C_i 的概率 $(i = 1, 2, \cdots, k; j = 1, 2, \cdots, v)$。

根据信息熵的概念，$E(S, A \mid C)$ 的值越小，则利用条件属性 A 对 S 进行子集划分的纯度越高，即分类能力越强。

5.2.2 信息增益

为了在决策树构建过程的每一步,都选择分类能力强的条件属性作为分裂结点,人们引进信息增益(Information Gain)来度量。

定义 5.2.5 条件属性 A 划分样本集合 S 相对 C 的信息增益(Information Gain)(也称为 A 相对 C 的分类信息增益,简称 A 的信息增益)定义为

$$gain(S,A|C) = E(S,C) - E(S,A|C) \qquad (5\text{-}2\text{-}6)$$

即 $gain(S,A|C)$ 是类别属性 C 划分样本集 S 的信息熵与属性 A 划分样本集 S 相对 C 的信息熵之差。

从公式(5-2-6)可以看出,属性 A 划分 S 的信息熵越小,其增益就越大。

ID3 算法通过计算每个属性分类 S 的信息熵和信息增益,并认为信息增益高的是好属性,即分类能力强。因此 ID3 算法选取具有最高信息增益的属性作为将 S 分裂为子集的属性。对被选取的属性创建一个结点,并以该属性命名结点,同时为该属性的每一个取值创建一个子女结点(代表取该属性值的所有样本点构成的集合),然后循环地对每个子女结点重复以上计算得到最终的决策树。

5.2.3 ID3 算法的递归定义

ID3 算法的计算步骤与 Hunt 算法一样,唯一的区别在于,属性测试条件是信息增益,而"好"的度量标准是信息增益值越大越好。因此,设 S_h 是结点 h 的样本集,而 $C = \{C_1, C_2, \cdots, C_k\}$ 是其类别属性,则 ID3 算法的递归定义如下:

(1)如果 S_h 中所有记录都属于同一个类 C_h,则 h 作为一个叶结点,并用分类标号 C_h 标记该结点。

(2)如果 S_h 中包含有多个类别的样本点,则记 $S = S_h$。

①计算 C 划分样本集 S 的信息熵 $E(S,C)$;

②计算 S 中每个属性 A' 划分 S 相对于 C 的信息熵 $E(S,A'|C)$ 及其信息增益 $gain(S,A'|C) = E(S,C) - E(S,A'|C)$;

③假设取得最大增益的属性为 A,则创建属性 A 结点;

④设属性 A 划分 S 所得子集的集合为 $\{S_1, S_2, \cdots, S_v\}$,则从子集 $S_h(h=1, 2, \cdots, v)$ 中删除属性 A 后仍将其记作 S_h,为 A 结点创建子女结点 S_h,并对 S_h 递归地调用 ID3 算法。

从 ID3 算法递归定义可知它的工作过程为:首先找出最有判别力(最大信息增益)的属性,然后把当前样本集分成多个子集,每个子集又选择最有判别力的属性进行划分,一直进行到所有子集仅包含同一类型的数据为止。最后得到一棵决策树,我们就可以用它来对新的样例进行分类或预测。

例 5.2.1 设网球俱乐部有打球与气候条件的历史统计数据如表 5-1 所示。它共有"天气""温度""湿度"和"风力"4 个描述气候的条件属性,类别属性为"是"与"否"的二元取值,分别表示在当时的气候条件下是否适宜打球的两种类别。请构造关于气候条件与是否适宜打球的决策树。

表 5-1 打球与气候情况的历史数据样本集 S

样本 id	天气	温度	湿度	风力	类别	样本 id	天气	温度	湿度	风力	类别
X_1	晴	高	大	无	否	X_8	晴	中	大	无	否
X_2	晴	高	大	无	否	X_9	晴	低	小	无	是
X_3	云	高	大	无	是	X_{10}	雨	中	小	无	是
X_4	雨	中	大	无	是	X_{11}	晴	中	小	有	是
X_5	雨	低	小	无	是	X_{12}	云	中	大	有	是
X_6	雨	低	小	有	否	X_{13}	云	高	小	无	是
X_7	云	低	小	有	是	X_{14}	雨	中	大	有	否

解:根据 ID3 算法:

第一步:选择 S 增益最大的属性构造决策树的根结点。

(1)计算类别属性 C 的分类信息熵。

从表 5-1 可知,$S=\{X_1, X_2, \cdots, X_{14}\}$,因此 $|S|=14$,而类别属性 $C=\{C_1, C_2\}$,其中 C_1="是"表示适宜打球,C_2="否"表示不宜打球,因此,$C_1=\{X_3, X_4, X_5, X_7, X_9, X_{10}, X_{11}, X_{12}, X_{13}\}$,$C_2=\{X_1, X_2, X_6, X_8, X_{14}\}$ 故 $|C_1|=9$。

根据分类信息熵公式(5-2-2)有

$$E(S,C)=-\sum_{i=1}^{2}\frac{|C_i|}{|S|}\log_2\frac{|C_i|}{|S|}=-\left(\frac{9}{14}\log_2\frac{9}{14}+\frac{5}{14}\log_2\frac{5}{14}\right)$$
$$=-[0.6443\times(-0.637)+0.357\times(-1.485)]$$
$$=0.410+0.530=0.940$$

(2)计算每个条件属性 A,相对 C 的分类信息熵。

因为样本集 S 共有天气、温度、湿度、风力 4 个属性,因此,应根据定义 5.2.4 分别计算它们相对 C 的分类信息熵。

①条件属性 A_1 为"天气",它有"晴""云""雨"3 个取值。因此,按其取值对 S 进行划分得 $S_1=S_晴=\{X_1,X_2,X_8,X_9,X_{11}\}$, $S_2=S_云=\{X_3,X_7,X_{12},X_{13}\}$, $S_3=S_雨=\{X_4,X_5,X_6,X_{10},X_{14}\}$。

因为 $|S_1|=5$, $|C_1\bigcap S_1|=|\{X_9,X_{11}\}|=2$, $|C_2\bigcap S_1|=|\{X_1,X_2,X_8\}|=3$, 则由公式(5-2-5)有

$$E(S_1,C)=-\sum_{i=1}^{2}\frac{|C_i\bigcap S_1|}{|S_1|}\log_2\left(\frac{|C_i\bigcap S_1|}{|S_1|}\right)$$

$$=-\left(\frac{2}{5}\log_2\frac{2}{5}+\frac{3}{5}\log_2\frac{3}{5}\right)$$

$$=0.971$$

同理有 $E(S_2,C)=0$, $E(S_3,C)=0.971$。

因为 $|S_2|=4$, $|S_3|=5$, $|S|=14$,再根据公式(5-2-4), $A_1=$"天气"相对 C 的分类信息熵为

$$E(S,A_1|C)=E(S,天气|C)$$

$$=\frac{|S_1|}{|S|}E(S_1,C)+\frac{|S_2|}{|S|}E(S_2,C)+\frac{|S_3|}{|S|}E(S_3,C)$$

$$=0.694$$

②条件属性 $A_2=$"温度",它有"高""中""低"3 个取值,按其取值对 S 划分得 $S_1=\{X_1,X_2,X_3,X_{13}\}$, $S_2=\{X_4,X_8,X_{10},X_{11},X_{12},X_{14}\}$, $S_3=\{X_5,X_6,X_7,X_9\}$。

按照前面第①步,利用公式(5-2-5)计算可得 $E(S_1,C)=1$, $E(S_2,C)=0.918$, $E(S_3,C)=0.811$,

再根据公式(5-2-4)可得 $A_2=$"温度"相对 C 的分类信息熵为 $E(S,A_2|C)=0.911$。

③条件属性 A_3 为"湿度",按其取值"大""小"将 S 划分为 $S_1=\{X_1,X_2,X_3,X_4,X_8,X_{12},X_{14}\}$, $S_2=\{X_5,X_6,X_7,X_9,X_{10},X_{11},X_{13}\}$。

因此,按第①步计算方法得 $E(S_1,C)=0.985$; $E(S_2,C)=0.592$; $E(S,A_3|C)=0.789$。

④同理,对条件属性 A_4 为"风力"时,它按取值"无""有"将 S 划分为 $S_1=\{X_1,X_2,X_3,X_4,X_5,X_8,X_9,X_{10},X_{13}\}$, $S_2=\{X_6,X_7,X_{11},X_{12},X_{14}\}$。

因此计算可得 $E(S_1,C)=0.918$; $E(S_2,C)=0.971$; $E(S,A_4|C)=0.937$。

(3)计算每个属性 A_j 的信息增益。

根据公式(5-2-6)可得

①对 A_1 为"天气", $gain(S,天气|C)=E(S,C)-E(S,A_1|C)=0.940-0.694=0.246$。

②对 A_2 为"温度", $E(S,温度|C)=0.940-0.911=0.029$。

③对 A_3 为"湿度", $E(S,湿度|C)=0.940-0.789=0.151$。

④对 A_4 为"风力", $E(S,风力|C)=0.940-0.937=0.003$。

因此,最大增益的属性为 A_1(天气),即以"天气"作为根结点,并以"天气"划分 S 所得子集 S_1、S_2、S_3 分别由表5-2、表5-3和表5-4给出。

表 5-2　天气="晴"的子集 S_1

样本 id	温度	湿度	风力	类别
X_1	高	大	无	否
X_2	高	大	无	否
X_8	中	大	无	否
X_9	低	小	有	是
X_{11}	中	小	有	是

表 5-3　天气="云"的子集 S_2

样本 id	温度	湿度	风力	类别
X_3	高	大	无	是
X_7	低	小	有	是
X_{12}	中	大	有	是
X_{13}	高	小	无	是

表 5-4　天气="雨"的子集 S_3

样本 id	温度	湿度	风力	类别
X_4	中	大	无	是
X_5	低	小	无	是
X_6	低	小	有	否
X_{10}	中	小	无	是
X_{14}	中	大	有	否

因此,为根结点"天气"创建 S_1、S_2、S_3 共3个子女结点(图5-2),其中,天气属性值为"云"的子集 S_2 具有完全相同的类别标号"是",因此为叶结点,而 S_1 和 S_3 则需作为内部结点进行下一步的分裂。

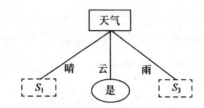

图 5-2　以"天气"属性作为根结点并划分 S 的结果

第二步:选择 S_1 增益最大的属性作为"天气"的子女结点(内部结点)。

(1)令 $S=S_1$,调用 ID3 算法,计算 C 的分类信息熵。

从表 5-2 可知,$S=\{X_1,X_2,X_8,X_9,X_{11}\}$,因此 $|S|=5$,而 $C=\{C_1,C_2\}$,其中 $C_1=\{X_9,X_{11}\}=$"是",$C_2=\{X_1,X_2,X_8\}=$"否"。

根据信息熵公式(5-2-2)有 $E(S,C)=0.971$。

(2)计算每个条件属性 A_j 相对 C 的信息熵。

①条件属性 A_2 为"温度",按它的 3 个取值"高""中""低"将 S 划分为 $S_1=\{X_1,X_2\}$,$S_2=\{X_8,X_{11}\}$,$S_3=\{X_9\}$。

因此可计算得 $E(S_1,C)=0$;$E(S_2,C)=1$;$E(S_3,C)=0$;$E(S,A_2|C)=0.4$。

②条件属性 A_3 为"湿度",按它的 2 个取值"大"和"小"将 S 划分为 $S_1=\{X_1,X_2,X_8\}$,$S_2=\{X_9,X_{11}\}$。

因此计算得 $E(S_1,C)=0$;$E(S_2,C)=0$;$E(S,A_3|C)=0$。

③条件属性 A_4 为"风力",按它的 2 个取值"无"和"有"将 S 划分为 $S_1=\{X_1,X_2,X_8,X_9\}$,$S_2=\{X_{11}\}$。

因此计算可得 $E(S_1,C)=0.811$;$E(S_2,C)=0$;$E(S,A_4|C)=0.649$。

(3)计算每个属性 A_j 的信息增益。

①对 A_2 为"温度",$gain(S,温度|C)=E(S,C)-E(S,A_2|C)=0.571$。

②对 A_3 为"湿度",$gain(S,湿度|C)=0.971$。

③对 A_4 为"风力",$gain(S,风力|C)=0.322$。

因此,取得最大信息增益的属性是 A_3(湿度),即应以"湿度"作为"天气"的一个子女结点,并以湿度取值划分 S 得 $S_1=S_大=\{X_1,X_2,X_8\}$,$S_2=S_小=\{X_9,X_{11}\}$。

注意到对应"湿度"属性值"小"的子集 S_1 的类别标号都是"否";"湿度"属性值"小"对应的子集 S_2 的类别标号都为"是",因此,将它们直接作为"湿度"的叶结点而无需进一步分裂,由图 5-2 分裂可得图 5-3。

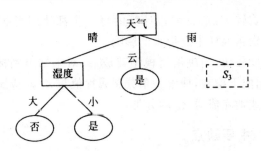

图 5-3　以"湿度"属性作为内部结点并划分 S_1 的结果

第三步:选择 S_3 增益最大的属性作为"天气"为"雨"的子女结点(内部结点)。

同理令 $S = S_3$,调用 ID3 算法,类似第二步的计算,A_4(风力)是信息增益最大的属性,即应以"风力"作为"天气"的一个子女结点,并以风力取值划分 S 得 $S_1 = S_无 = \{X_4, X_5, X_{10}\}$,$S_2 = S_有 = \{X_6, X_{14}\}$。

注意到对应"风力"属性值"无"的子集中类别标号都为"是";而"风力"属性值"有"对应的子集中类别标号都为"否",因此,将它们直接作为"风力"的叶结点而无需进一步分裂,因此,由图 5-3 即得如图 5-1 所示的最终决策树。

5.2.4　从决策树提取分类规则

注意到决策树的根结点和内部结点都是样本集的条件属性,叶结点为分类标号,结点之间有向边旁的字符是其属性的取值,因此,从根结点到每个叶结点的一条路径都是一条分类规则,路径上每条边的属性值用合取运算作为规则的前件。因此,从图 5-1 以生成 5 条分类规则。

(1)如果天气="晴"∧湿度="大",则适宜打球="否"。

(2)如果天气="晴"∧湿度="小",则适宜打球="是"。

(3)如果天气="云",则适宜打球="是"。

(4)如果天气="雨"∧风力="有",则适宜打球="否"。

(5)如果天气="雨"∧风力="无",则适宜打球="是"。

5.2.5　ID3 算法的优点与缺点

5.2.5.1　主要优点

(1)模型理解容易:决策树模型的树形层次结构易于理解和实现,并可方便地提取易于理解的"如果-则"形式的分类规则。

（2）噪声影响较小：信息增益计算的每一步都使用当前的所有训练样本，可以降低个别错误样本点带来的影响。

（3）分类速度较快：当决策树模型建成后，对未知类别标号的样本 Z_u，只需从树根开始向下检查，搜索一条分裂属性值与 Z_u 对应属性值相等的一条路径，即可快速地完成对 Z_u 的分类。

5.2.5.2　主要缺点

（1）仅处理离散属性数据：ID3 算法只能处理具有离散属性的数据集。对于连续型的属性，必须先对其进行离散化才能使用，但 ID3 算法并未提供连续型属性的离散化方法。

（2）不能够处理缺失数据：ID3 算法不能处理属性值有缺失的数据，也没有提供缺失数据预处理方法。

（3）为局部最优的决策树：ID3 采用贪心算法，且决策树的构造过程不能回溯，因此，所得到的决策树通常是局部最优，而非全局最优的。

（4）偏好取值种类多的属性：ID3 采用信息增益作为选择分裂属性的度量标准，但大量的研究分析与实际应用发现，信息增益偏向于选择属性值个数较多的属性，而属性取值个数较多的属性并不一定是最优或分类能力最强的属性。

5.3　决策树分类算法：C4.5 算法

针对 ID3 算法在实际应用中存在的一些问题，昆兰（Quinlan）对 ID3 算法进行了改进，并于 1993 年提出了 C4.5 算法，其名称来源于算法的编程语言为 C 语言。虽然由 C4.5 发展起来的 C5.0 算法，在执行效率和内存使用方面都比 C4.5 有了很大的改进，并用于解决商业银行等大数据集上的分类问题。但因为 C5.0 是 RuleQuest Research 商业系统中的算法，而 C4.5 是开源的算法，因此下面仅讨论 C4.5 对 ID3 的改进和应用实例。

C4.5 算法不仅继承了 ID3 算法的优点，并在 ID3 的基础上增加了对连续型属性和属性值空缺情况的处理，对树剪枝也使用了当时更为成熟的方法。特别地，C4.5 采用基于信息增益率（Information Gain Ratio）作为选择分裂属性的度量标准。

5.3.1　信息增益率

定义 5.3.1　设 S 是有限个样本点的集合,条件属性 A 划分 S 所得子集为 $\{S_1, S_2, \cdots, S_v\}$,则定义 A 划分样本集 S 的信息增益率为

$$\text{gainRatio}(S, A) = \frac{\text{gain}(S, A \mid C)}{E(S, A)} \qquad (5\text{-}3\text{-}1)$$

其中,$\text{gain}(S, A \mid C)$ 由公式(5-2-6)计算,$E(S, A)$ 由公式(5-2-3)给出。

由定义 5.3.1 可知,一个属性 A 的信息增益率等于其信息增益与其分类信息熵的比值。

5.3.2　连续型属性的处理

C4.5 算法不仅可以处理离散属性,还可以处理连续属性。基本思想是把连续型属性的值域分割为离散的区间集合。若 A 是在连续区间取值的连续型属性,则按照以下方法将 A 分为二元属性。

(1)将训练集 S 中的样本在属性 A 上的取值从小到大排序。假设训练样本集中属性 A 有 q 个不同的取值,且按非递减方式排序结果为 $v_1, v_2, \cdots, v_q$。

(2)按顺序将两个相邻的平均值 $v_i^a = \dfrac{(v_i + v_{i+1})}{2}$, $(i = 1, 2, \cdots, q-1)$ 作为分割点,共获得 $q-1$ 个分割点。每个分割点都将样本集 S 划分为两个子集,分别对应 $A \leqslant v_i^a$ 和 $A > v_i^a$。

(3)计算分割点 $v_i^a (i = 1, 2, \cdots, q-1)$ 划分 S 的信息增益率,选择具有最大信息增益 $\text{gain}(A_{v'})$ 的分割点 v',将 S 划分为 $A \leqslant v'$ 和 $A > v'$ 的两个子集,并将 $\text{gain}(A_{v'})$ 作为属性 A 划分 S 的信息增益。

5.3.3　空值的处理

考虑到一些样本的某些属性可能取空值(缺失数据),C4.5 一般采用两类方法对空值进行处理。

(1)从训练集 S 中将有空值的样本删除,使 S 的任何属性都没有空值。

(2)以某种方法填充缺失数据,其目的也是使训练集 S 的任何属性都没有空值。通常可以根据属性的类型选择恰当的方法。

①对于数值属性,通常可用该属性非空值的平均值去填充缺失数据,也可以用出现频率最高的值去填充缺失数据。

②对于离散属性,不仅可以用该属性出现频率最高的值去填充空值,还可将空值作为该属性的一种特殊取值对待,或者先统计该属性每个非空值出现的概率,然后依据非空值的概率大小,随机选择它们去填充空值。

5.3.4 C4.5算法应用举例

例5.3.1 设网球俱乐部有打网球与气候条件的历史统计数据(表5-5)。它共有"天气""温度""湿度"和"风力"4个描述气候的条件属性,其中"湿度"为连续属性,类别属性为"是"与"否"的二元取值,分别表示在当时的气候条件下是否适宜打球的两种类别。请用C4.5算法构造不同气候条件是否适宜打球的决策树。

表5-5 打球与气候情况的历史数据样本集 S

样本 id	天气	温度	湿度	风力	类别	样本 id	天气	温度	湿度	风力	类别
X_1	晴	高	95	无	否	X_8	晴	中	85	无	否
X_2	晴	高	90	无	否	X_9	晴	低	70	无	是
X_3	云	高	85	无	是	X_{10}	雨	中	75	无	是
X_4	雨	中	80	无	是	X_{11}	晴	中	70	有	是
X_5	雨	低	75	无	是	X_{12}	云	中	80	有	是
X_6	雨	低	70	有	否	X_{13}	云	高	75	无	是
X_7	云	低	65	有	是	X_{14}	雨	中	78	有	否

解:根据C4.5算法的要求,必须先对连续属性进行离散化才能构造决策树。

第一步:对属性 A_3＝"湿度"进行离散化。

将表5-5中"湿度"的取值排序为 65,70,75,78,80,85,90,95,则其分割点分别为 67.5,72.5,76.5,79,82.5,87.5,92.5。

若用 C_1 表示分类标号为"是"的样本,C_2 表示为"否"的样本,则

$$C_1 = \{X_3, X_4, X_5, X_7, X_9, X_{10}, X_{11}, X_{12}, X_{13}\}$$
$$C_2 = \{X_1, X_2, X_6, X_8, X_{14}\}$$

因此 C 的分类信息熵 $E(S,C) = \frac{9}{14}\log_2\frac{9}{14} + \frac{5}{14}\log_2\frac{5}{14} = 0.94$。

（1）计算湿度值的每个分割点对应的信息增益。

①分割点 67.5 将属性 A_3＝"湿度"变成取值 $A_3 \leqslant 67.5$ 和 $A_3 > 67.5$ 的二元属性，下面先计算它对 C 的信息熵。

分割点 67.5 将 S 划分" $A_3 \leqslant 67.5$ "和" $A_3 > 67.5$ "两个集合 $S_1 = \{X_7\}$ 和 $S_2 = S - S_1$。

可得 C 分类 S_1 的信息熵 $E(S_1, C) = \frac{1}{1}\log_2 \frac{1}{1} + \frac{0}{1}\log_2 \frac{0}{1} = 0$。

C 分类 S_2 的信息熵 $E(S_2, C) = \frac{8}{13}\log_2 \frac{8}{13} + \frac{5}{13}\log_2 \frac{5}{13} = 0.961$。

所以属性 A_3 相对 C 的分类信息熵 $E(S, A_3 | C) = \frac{1}{14}E(S_1, C) + \frac{13}{14}E(S_2, C) = 0.892$。

故可得属性 A_3 关于分割点 67.5 的信息增益 $\mathrm{gain}(S, A_3) = E(S, C) - E(S, A_3 | C) = 0.94 - 0.892 = 0.048$。

②类似可计算属性 A_3 的其他分割点的信息增益。

关于分割点 72.5 的信息增益 $\mathrm{gain}(S, A_3) = E(S, C) - E(S, A_3 | C) = 0.014$。

关于分割点 76.5 的信息增益 $\mathrm{gain}(S, A_3) = 0.151$。

关于分割点 79.0 的信息增益 $\mathrm{gain}(S, A_3) = 0.048$

关于分割点 82.5 的信息增益 $\mathrm{gain}(S, A_3) = 0.192$。

关于分割点 87.5 的信息增益 $\mathrm{gain}(S, A_3) = 0.245$。

关于分割点 92.5 的信息增益 $\mathrm{gain}(S, A_3) = 0.114$。

由以上计算可知，分割点 87.5 的信息增益 0.245 最高，因此将属性 A_3＝"湿度"转化为" $A_3 \leqslant 87.5$ "和" $A_3 > 87.5$ "二元属性。

为计算方便，湿度 87.5 及其以下的对象标记为"小"，其他的标记为"大"，则可将表 5-5 转化为表 5-6。至此，S 的所有属性都是离散属性。

表 5-6　湿度值离散化的打球与气候历史数据样本集 S

样本 id	天气	温度	湿度	风力	类别	样本 id	天气	温度	湿度	风力	类别
X_1	晴	高	大	无	否	X_8	晴	中	小	无	否
X_2	晴	高	大	无	否	X_9	晴	低	小	无	是
X_3	云	高	小	无	是	X_{10}	雨	中	小	无	是
X_4	雨	中	小	无	是	X_{11}	晴	中	小	有	是
X_5	雨	低	小	无	是	X_{12}	云	中	小	有	是
X_6	雨	低	小	有	否	X_{13}	云	高	小	无	是
X_7	云	低	小	有	是	X_{14}	雨	中	小	有	否

第二步:构造决策树。

由于 C4.5 构造决策树的步骤与 ID3 完全一样,其差别仅在于 C4.5 按信息增益率最大选择分裂属性。注意到表 5-6 与表 5-1 的训练样本数、属性类型和数目完全相同,唯一差别在于"湿度"属性的取值不相同。因此,下面的部分计算结果直接取自例 5.2.1 而不重复计算。

(1)选择 S 增益率最大的属性构造决策树的根结点。

①计算类别属性 C 的分类信息熵。

由例 5.2.1 计算结果可知 $E(S,C)=0.940$。

②计算每个条件属性 A_j 相对 C 的信息熵。

条件属性 A_1 为"天气"相对 C 的分类信息熵为 $E(S,A_1|C)=E(S,天气|C)=0.694$。

条件属性 A_2 为"温度"相对 C 的分类信息熵为 $E(S,A_2|C)=E(S,温度|C)=0.911$。

条件属性 A_3 为"湿度",按取值"大""小"将 S 划分为 $S_1=\{X_1,X_2\}$,$S_2=\{X_3,X_4,X_5,X_6,X_7,X_8,X_9,X_{10},X_{11},X_{12},X_{13},X_{14}\}$。因此可得 $E(S_1,C)=0$;$E(S_2,C)=0.811$;$E(S,A_3|C)=0.695$。

条件属性 A_4 为"风力"相对 C 的分类信息熵为 $E(S,A_4|C)=E(S,风力|C)=0.937$。

③计算每个条件属性 A_j 的分类信息熵。

按 A_1 为"天气"的取值"晴""云""雨",将 S 划分得 $S_1=\{X_1,X_2,X_8,X_9,X_{11}\}$,$S_3=\{X_3,X_7,X_{12},X_{13}\}$,$S_3=\{X_4,X_5,X_6,X_{10},X_{14}\}$。

因此,计算可得 $E(S,A_1)=E(S,天气)=1.577$。

对 A_2 为"温度",有 $E(S,A_2)=E(S,温度)=1.566$。

对 A_3 为"湿度"有 $E(S,A_3)=E(S,湿度)=0.591$。

对 A_4 为"风力"有 $E(S,A_4)=E(S,风力)=0.940$。

④计算每个条件属性的信息增益率。

根据公式(5-2-6)可计算每个属性的信息增益。

对 A_1 为"天气",$gain(S,天气|C)=E(S,C)-E(S,天气|C)=0.246$。

对 A_2 为"温度",$gain(S,温度|C)=0.029$。

对 A_3 为"湿度",$gain(S,湿度|C)=0.245$。

对 A_4 为"风力",$gain(S,风力|C)=0.003$。

再根据公式(5-2-7)可计算每个属性的信息增益率

对 A_1 为"天气",$gainRatio(S,天气|C)=\dfrac{gain(S,天气|C)}{E(S,天气)}=\dfrac{0.246}{1.577}=0.156$。

对 A_2 为"温度",$gainRatio(S,温度|C)=\dfrac{gain(S,温度|C)}{E(S,温度)}=0.019$。

对 A_3 为"湿度"，$\text{gainRatio}(S, \text{湿度} \mid C) = \dfrac{\text{gain}(S, \text{湿度} \mid C)}{E(S, \text{湿度})} = 0.415$。

对 A_4 为"风力"，$\text{gainRatio}(S, \text{风力} \mid C) = \dfrac{\text{gain}(S, \text{风力} \mid C)}{E(S, \text{风力})} = 0.003$。

因此，以"湿度"作为根结点，并以"湿度"划分 S 所得子集 S_1 和 S_2 分别由表 5-7 和表 5-8 给出。

表 5-7　湿度＝"大"的子集 S_1

样本 id	天气	温度	风力	类别
X_1	晴	高	无	否
X_2	晴	高	无	否

表 5-8　湿度＝"小"的子集 S_2

样本 id	天气	温度	风力	类别	样本 id	天气	温度	风力	类别
X_3	云	高	无	是	X_9	晴	低	无	是
X_4	雨	中	无	是	X_{10}	雨	中	无	是
X_5	雨	低	无	是	X_{11}	晴	中	有	是
X_6	雨	低	有	否	X_{12}	云	中	有	是
X_7	云	低	有	是	X_{13}	云	高	无	是
X_8	晴	中	无	否	X_{14}	雨	中	有	否

因此，为根结点"湿度"创建 S_1 和 S_2 两个子女结点（图 5-4），由于 S_1 中样本点的类别已经全部为"否"，因此将类别全"否"的 S_1 作为叶结点而无需进一步分裂，下面只需对 S_2 继续划分即可。

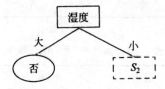

图 5-4　以"湿度"作为根结点并划分 S 的结果

（2）令 $S = S_2$，即把 S_2 看作根结点，重复第一步的计算过程。

①计算类别属性 C 的分类信息熵 $E(S, C) = 0.8113$。

②计算每个属性 A_j 相对 C 的分类信息熵。

条件属性 A_1 为"天气"相对 C 的分类信息熵为 $E(S, A_1 | C) = E(S, 天气 | C) = 0.634$。

条件属性 A_2 为"温度"相对 C 的分类信息熵为 $E(S, A_2 | C) = E(S, 温度 | C) = 0.729$。

条件属性 A_4 为"风力"相对 C 的分类信息熵为 $E(S, A_4 | C) = E(S, 风力 | C) = 0.784$。

③计算每个条件属性的分类信息熵。

$E(S, A_1) = E(S, 天气) = 1.555$。

$E(S, A_2) = E(S, 温度) = 1.459$。

$E(S, A_4) = E(S, 风力) = 0.980$。

④计算每个条件属性的信息增益率。

$$\text{gainRatio}(S, 天气 | C) = \frac{\text{gain}(S, 天气 | C)}{E(S, 天气)} = \frac{0.8113 - 0.634}{1.555} = 0.114。$$

$$\text{gainRatio}(S, 温度 | C) = \frac{\text{gain}(S, 温度 | C)}{E(S, 温度)} = 0.056。$$

$$\text{gainRatio}(S, 风力 | C) = \frac{\text{gain}(S, 风力 | C)}{E(S, 风力)} = 0.028。$$

由于"天气"属性的信息增益率最高,故将图 5-4 的虚结点"S_2"改为"天气"实结点,并根据属性"天气"取值将 S 进行分割为 S_1(表 5-9),S_2(表 5-10) 和 S_3(表 5-11),并得到图 5-5。

表 5-9　天气="晴"的子集 S_1

样本 id	温度	风力	类别
X_8	中	无	否
X_9	低	无	是
X_{11}	中	有	是

表 5-10　天气="云"的子集 S_2

样本 id	温度	风力	类别
X_3	高	无	是
X_7	低	有	是
X_{12}	中	有	是
X_{13}	高	无	是

表 5-11　天气＝"雨"的子集 S_3

样本 id	温度	风力	类别
X_4	中	无	是
X_5	低	无	是
X_6	低	有	否
X_{10}	中	无	是
X_{14}	中	有	否

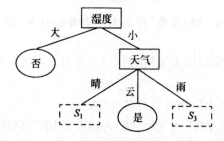

图 5-5　以"湿度"作为根结点并划分 S 的结果

因为 S_2 的类别标记都为"是"故可作为叶子结点，而 S_1 和 S_3 需要进一步分割。

（3）对图 5-5 的 S_1 进行分割，即令 $S＝S_1$，并计算可得每个条件属性的信息增益率。

$$gainRatio(S,温度 \mid C)＝0.273$$
$$gainRatio(S,风力 \mid C)＝0.273$$

由于"温度"和"风力"属性的信息增益率一样，我们选择"温度"作为分割的属性，因此图 5-5 中的虚结点 S_1 改为"温度"结点，再根据"温度"属性的"中"和"低"将 S 划分为 $S_1＝\{X_8,X_{11}\}$，$S_2＝\{X_9\}$，因 S_2 有唯一样本，故为"温度"结点的叶子结点。而 S_1 唯一属性"风力"为温度的子结点，其两个样本被风力＝"无"和风力＝"有"分割为两个叶子结点（图 5-6）。

（4）对图 5-6 的 S_3 进行分割，计算可知"风力"属性的信息增益率最高，将其作为分割的属性，并将图 5-6 中虚结点 S_3 改为"风力"结点，并根据其"有"和"无"的取值，将 S 划分为 $S_1＝\{X_6,X_{14}\}$，$S_2＝\{X_4,X_5,X_{10}\}$，其中 S_1 中所有对象类别标号为"否"，S_2 中的所有对象类别标号为"是"，因此它们都是叶子结点。

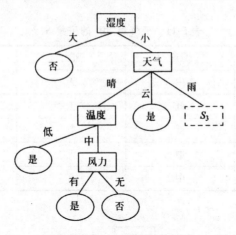

图 5-6   以"温度"作为内部点并划分 S_1 的结果

至此我们得到完整的决策树(图 5-7),并可从图 5-7 可以生成 7 条分类规则。

①如果湿度＝"大",则适宜打球＝"否"。

②如果湿度＝"小"∧天气＝"晴"∧温度＝"低",则适宜打球＝"是"。

③如果湿度＝"小"∧天气＝"晴"∧温度＝"中"∧风力＝"有",则适宜打球＝"是"。

④如果湿度＝"小"∧天气＝"晴"∧温度＝"中"∧风力＝"无",则适宜打球＝"否"。

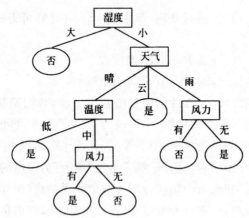

图 5-7   关于表 5-4 数据样本集 S 的决策树

⑤如果天气＝"云",则适宜打球＝"是"。

⑥如果湿度＝"小"∧天气＝"雨"∧风力＝"有",则适宜打球＝"否"。

⑦如果湿度＝"小"∧天气＝"雨"∧风力＝"无"，则适宜打球＝"是"。

下面将例 5.2.1 与例 5.3.1 进行一个全面地比较和分析。

（1）从表 5-1 和表 5-5 可以看出，例 5.2.1 和例 5.3.1 不仅样本个数相同，而且天气、温度、风力 3 个条件属性和类别属性及其取值都完全相同，唯一差别是后者的湿度为连续型属性。

（2）例 5.3.1 的表 5-5 中湿度属性按照信息增益最大分割点离散化后得到了表 5-6，但每个数据对象的湿度属性取值与例 5.2.1 中表 5-1 的湿度属性取值并不相同。

（3）显然，例 5.2.1 的决策树（图 5-1）比例 5.3.1 的决策树（图 5-7）更优，前者的树高比后者低两层，而且前者生成的分类规则，不仅条数少（5 条），且涉及的条件属性也是少而精，即每条规则至多检查 2 个条件属性，而后者的 7 条分类规则中，有 5 条规则都至少需要检查 3 个甚至 4 个条件属性。

（4）在例 5.3.1 生成的分类规则中，第③条与第④条似乎有"矛盾"之处，因为风力＝"有"既适宜打球又不适宜打球。

（5）例 5.3.1 的表 5-5 中湿度属性按照信息增益最大分割点离散化的结果，与现实生活经验不符。因为它将湿度值为 87.5 都认为空气湿度"小"，而人体舒适的湿度是 40～60，如果空气中湿度值超过 75，一般就认为湿度比较大了。

（6）正是例 5.3.1 中湿度属性离散化不尽合理，导致离散化结果与例 5.2.1 中湿度属性取值差别很大。其实，我们只要按照生活常识，将湿度值 75 及其以下认定为湿度小，其他认定为湿度大，则例 5.3.1 的表 5-5 就和例 5.2.1 的表 5-1 完全一样了。ID3 和 C4.5 都会得到图 5-1 相同的决策树。

（7）通过例 5.2.1 和例 5.3.1 比较分析说明，连续属性的离散化方法是否合理，直接影响 C4.5 生成的决策树质量以及所生成的分类规则质量。因此，连续属性的离散化方法也是值得深入研究的问题。

5.4 基于决策树算法的医疗大数据填补及分类仿真

5.4.1 概述

数据挖掘决策树算法已成为分析医疗疾病分类的一种重要工具，可以同时从基因和条件两个方向寻找具有相同表达波动的簇。但数据挖掘决策树算法是一种多目标优化的局部搜索算法,处理繁杂的医疗疾病分类预测时容易陷入局部最优。为提高算法的全局预测能力,提出了一种医疗疾病分类预测方法。算法首先采用数据挖掘决策树算法处理医疗疾病分类预测,然后用改进的决策树算法进行贪心迭代寻找数据挖掘,以求得更为理想的结果。通过实验仿真,并与传统决策树算法和MDO算法进行比较,结果证明该医疗疾病分类预测算法具有更好的全局寻优能力,且预测效果更佳。

目前,人们对于各类基因检测技术的研究不断深入,为了实现对特定细胞或组织的基因表达谱进行精确测序,研究人员开始应用DNA微阵列以及基因芯片等众多高通量测试技术,同时还进一步发现了表达谱相近的基因间具有一定的关联性①②。现阶段,对医疗疾病数据进行深度挖掘已经发展成为进行疾病分类与预测的一项重要方法,同时也可以将某几种具有相近表达水平的基因聚集在一起,以便通过对比得到未知基因的功能以及获取特定医学研究价值的基因数据③。考虑到采用传统数据挖掘方法对疾病进行分类预测还存在较多的困难,于是首次提出的数据挖掘决策树算法概念,并通过贪婪策略逐步增删使得数据挖掘决策树算法的均方残差达到最优。但算法中使用随机数替换已找到的数据挖掘决策树算法,这样会改变原来的数据造成误差,并且容易陷入局部最优④⑤。提出的决策树算法先产生一定数量的种子,再通过增加或删除行列的方式提高数据挖掘决策树算法的质量。近几年,已有较多研究人员开始关注把蚁群算法、人工神经网络、粒子群优化等不同类型的算法大量的应用到医疗疾病分类分析中⑥。提出的QPSO算法采用个体粒子进化速度与群体离散度两个参数对惯性权重进行动态调节,使其具备决策树算法的特征并实现良好的控制性,应用

---

① Shukla S K,Tiwari M K,2012. Ga guided cluster based fuzzy decision tree for reactive ion etching modeling:a data mining approach[J]. IEEE Transactions on Semiconductor Manufacturing,25(1):45-56.

② Ronowicz J,Thommes M,Kleinebudde P,et al,2015. A data mining approach to optimize pellets manufacturing process based on a decision tree algorithm[J]. European Journal of Pharmaceutical Sciences,73:44-48.

③ Kim K,2016. A hybrid classification algorithm by subspace partitioning through semi-supervised decision tree[J]. Pattern Recognition,60:157-163.

④ Lee S,Park,I,2013. Application of decision tree model for the ground subsidence hazard mapping near abandoned underground coal mines[J]. Journal of Environmental Management,127(2):166-176.

⑤ Westman E,Muehlboeck J S,Simmons A,2012. Combining mri and csf measures for classification of alzheimer's disease and prediction of mild cognitive impairment conversion[J]. Neuroimage,62(1):229-238.

⑥ Mcpherson S,Barbosa-Leiker C,Short R,et al,2012. Classification of chronic kidney disease biomarkers to predict coronary artery calcium[J]. Kidney & Blood Pressure Research,36(1):26-35.

该方法能够显著加快算法收敛速度与提升全局预测效果,同时也能实现良好的种群多样性要求。对有关医疗疾病分类的理论探讨也开始不断朝着群体优化算法演化,例如,MD 算法是近几年发展起来的一类群体智能优化算法,由于此算法不需要目标函数具备特定的性质,较易实现,同时也能达到理想的优化效果,目前已发展成为对群体智能优化分析方法进行重点研究的内容。

数据挖掘决策树算法属于一类局部搜索算法,能够对多目标进行全面优化。由于无法对繁杂医疗疾病的分类预测矩阵进行直接数据挖掘,因此本文先对基因矩阵进行全局寻优,并以含有最优解的子矩阵作为种子,再运用数据挖掘决策树算法。通过与传统决策树算法和 MDO 算法进行比较可知:医疗疾病分类预测具有更好的全局寻优能力,且预测效果更佳。

5.4.2 数据挖掘决策树算法

数据挖掘过程指的是对隐含在不同数据中的类进行识别,可以将类看作是存在相似特征的数据目标集合。考虑到可以通过不同方法来表达相似性,因此对应的数据挖掘方式也存在各自的差异,例如根据距离相似性进行数据挖掘。通常情况下,对相似性进行描述的过程可以按照研究人员给定的方式完成。

为了获得良好的数据挖掘效果,应选择较为合适的数据挖掘方法,使不同类别数据的相似性降低,而同类数据的相似性获得显著提升。本文提出了一种用于数据挖掘的数据挖掘决策树算法。目前的研究重点是按照相应的分类模型,运用合理的算法以解决数据挖掘问题。为此我们提出一个改进初始点选择的算法,称为改进的数据挖掘决策树算法。数值实验表明算法的这样改进是有效的。

如图 5-8 所示,数据挖掘决策树算法与传统形式的数据挖掘方法进行单方向寻找相似特征不同,可以同时在行与列两个方向上对数据进行挖掘,从而快速寻找获得局部数据中隐藏的特定生物信息。

设 A 是一个由 m 行 n 列元素组成的矩阵,A_{IJ} 属于 A 的子矩阵,而 I 是行(基因)子集,J 为列(条件)的子集,若 A_{IJ} 的均方残差值满足一定的条件,则称 A_{IJ} 为一个数据挖掘决策树算法,其中,均方残差的计算公式为

$$H(I,J) = \frac{\sum\limits_{i \in I, j \in J}(a_{ij} - a_{iJ} - a_{Ij} + a_{IJ})^2}{V_{IJ}} \tag{5-4-1}$$

式中，a_{ij} 为 A_{IJ} 的有效元素；a_{iJ}、a_{Ij} 和 a_{IJ} 分别为行平均值、列平均值和矩阵平均值。

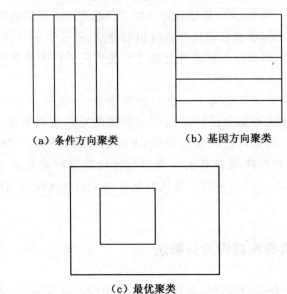

（a）条件方向聚类　　　　（b）基因方向聚类

（c）最优聚类

图 5-8　传统数据挖掘和数据挖掘决策树算法

数据挖掘决策树算法（Data Mining Technique Decision Tree Algorithm，DMTDTA）是一种经典的数据挖掘决策树算法。该算法定义了一个收益函数衡量插入或删除某行（列）后矩阵质量的变化，利用插入或删除收益高的行（列）使数据挖掘决策树算法水平获得显著提升，以此促进数据挖掘决策树算法种群质量的整体改善并获得最优的数据挖掘决策树集。该算法能够在不发生随机干涉的状态下，同时生成数个可以互相重叠的数据挖掘决策树算法。

决策树算法的流程为：

第一步：计算基因矩阵各行（列）的收益值；

第二步：对各行（列）的最高收益进行排序；

第三步：按顺序插入或者删除这些行（列）；

第四步：判断执行动作后，数据挖掘决策树算法的平均容量是否增大，若增大则将得到的最优数据挖掘决策树算法进行保存并作为后续迭代的初始参数，并返回至第一步重新开始迭代；反之，算法结束并输出当前条件下的最优数据挖掘决策树算法。

5.4.3　医疗疾病分类预测方法

5.4.3.1　医疗疾病分类预测处理过程

数据挖掘决策树算法在医疗疾病分类预测中开始时效率较高。随着分类预测的不断进行,粒子收敛程度将不断增加,导致群体数据挖掘决策树算法不断下降,大部分粒子都在做局部搜索,而全局预测能力越来越弱。医疗疾病分类预测中以基因表达矩阵 $A = (X, Y)$ 为例,该矩阵由 M 条基因以及 N 个样本条件构成,根据欧几里得距离相似性结果,可以把此数据集合划分为指定的 K 类,使所得到的数据挖掘划分能使总体类间差异(TWCV)最小。

用 A_k 表示第 k 个基因数据挖掘,x_{in} 表示在当前数据挖掘中第 i 个基因在第 n 个样本条件下的表达水平;Z_K 为 A_k 中质心向量的个数,则 A_k 的质心向量为 $C_k = (ck1, ck2, \cdots, ckn)$,且 $C_{kd} = \sum\limits_{x_i \in A_k} \dfrac{x_i}{Z_k}$。定义数据挖掘 A_k 中类内适应度函数 WCV 为

$$WCV(A_k) = \sum_{x_{kn} \in A} \sum_{n=1}^{N} (x_{kn} - c_{kn})^2 \tag{5-4-2}$$

则 $TWCV$ 可以表示为

$$TWCV(A_k) = \sum_{k=1}^{K} WCV(A_k) \tag{5-4-3}$$

该适应度函数的 WCV 结果越小则表明不同对象间的互相联系越密切,对数据挖掘的质量也相对更高。

对于 ARMD 算法而言,按照粒子决策树算法,可以在全局搜索和局部搜索之间进行切换,增强了在多峰优化问题中寻找全局最优解的概率。粒子决策树算法度量的公式如下

$$diversity(S) = \frac{1}{|S| \cdot |L|} \sum_{i=1}^{|S|} \sqrt{\sum_{j=1}^{N} (X_{ij} - \overline{X}_j)^2} \tag{5-4-4}$$

$$\overline{X}_J = \frac{1}{N} \sum_{j=1}^{N} X_{ij} \tag{5-4-5}$$

式中,S 表示挖掘数据;$|L|$ 表示求解空间最长对角线的长度;N 表示问题的维数。

在医疗疾病分类预测中,单个粒子的收敛性是受收敛-发散因子 β 控制的。粒子进入收敛状态,种群的决策树算法减小,粒子进入发散状态,种群

的决策树算法增多。挖掘数据在初始化后会进入收敛状态,这时 β 会从 1.0 线性减小到 0.5,如式(5-4-6)所示。

$$\beta(t) = \frac{(1.0-0.5) \times (G_{MAX}-t)}{G_{MAX}} - 0.5 \qquad (5\text{-}4\text{-}6)$$

以式(5-4-1)为进化方程的 MDO 算法中,单个粒子收敛的充分必要条件是 $\beta < 1.782$。所以存在 $\beta_0 = 1.782$,当 $\beta < \beta_0$ 时,粒子收敛;当 $\beta \geqslant \beta_0$ 时,粒子进入发散状态。

所以算法中另外定义了一个决策树算法下限值 d_low,如果挖掘数据的 $diversity(S)$ 低于 d_low,说明粒子的决策树算法过少,需进入发散状态,此时重新设置 β 的值,且 $\beta > 1.782$,这样可以增加粒子的决策树算法,直到 $diversity(S)$ 大于 d_low,粒子重新进入收敛状态。

算法流程为:

输入:数据挖掘的个数 K,医疗疾病分类集 A,最大迭代数 G_{MAX},d_low、微粒数 N;

输出:K 个挖掘数据,数据挖掘的质心向量;

第一步:对各粒子进行初始化,确保各微粒都含有 K 个数据挖掘质心;

第二步:初始化局部最优位置 $pbest$ 与全局最优位置 $gbest$;

第三步:当迭代次数小于 G_{MAX} 时,计算挖掘数据的平均最好位置 C 和决策树算法函数 $diversity(S)$;

第四步:挖掘数据进入收敛状态,根据式(5-4-6)计算 β 值;

第五步:如果 $diversity(S)$ 小于 d_low,则设置 $\beta > 1.782$;

第六步:按照式(5-4-3)计算得到适应度函数 $TWCV$;同时,结合式(5-4-1)对粒子 $pbest$ 与种群 $gbest$ 进行更新;

第七步:回到第三步,继续迭代至最大次数为止;

第八步:把全局最优位置 $gbest$ 映射为由 K 个数据挖掘质心构成的结构,通过划分数据,获得 K 个数据挖掘。

5.4.3.2　多目标优化的数据挖掘决策树算法

运用决策树算法时需达到以下两个目标:首先,应尽量缩小数据挖掘决策树算法的剩余值,其次,应使数据挖掘决策树算法的容量尽可能大,这是一个多目标优化的过程。考虑到对决策树算法的进步性进行分析的评价依据只取决于容量有没有发生增大,此时如果出现一组数据挖掘决策树算法具有高于初始容量的情况时,就会引起此次执行序列被判断为进步并继续迭代的错误结果。

从本质上分析,可将多目标优化算法看作是利用特定方法把复杂度较高的多目标问题逐步转化为相对简单的单目标问题,之后再对单目标进行优化处理。对多目标优化算法进行求解的方式较多,本文主要研究了评价函数的计算方法。

其计算公式如下

$$F(k,A) = \lambda_1 r_k + \lambda_2 \frac{1}{V_k} \tag{5-4-7}$$

$F(k,A)$ 表示原基因矩阵 A 的第 k 个数据挖掘决策树算法矩阵的质量;r_k 是它的平均平方残差;v_k 代表容量;λ_1 代表均方残差权值;λ_2 代表容量权值。如果 $F(k,A)$ 的值越小,则表明此数据挖掘决策树算法矩阵的质量越好,相反,$F(k,A)$ 的值越大就表示这个数据挖掘决策树算法矩阵的质量越差?

5.4.4 实验及分析

5.4.4.1 实验数据与环境

为了评价数据挖掘决策树算法的质量,可以通过均方残差(MSR)、行变动值(Var)以及矩阵规模(V)来作为评价基因矩阵表达一致性的度量标准。目标是找到的数据挖掘决策树算法均方残差要尽可能小,规模和行变动值要尽可能大。行变动值(Var)的计算方法如式(5-4-8)所示

$$\mathrm{Var}(I,j) = \frac{\sum\limits_{i \in I, j \in J} (a_{ij} - a_{iJ})^2}{|I||J|} \tag{5-4-8}$$

本实验选择的数据集包括急性白血病基因表达(Leukaemia)数据集以及酵母菌医疗疾病分类集(yeast)。

急性白血病数据集总共包含了 38 个急性白血病样本与 7129 个基因,经诊断被确定患有急性淋巴性白血病(ALL)的样本数为 27 个,被确定为急性骨髓性白血病(AML)的样本数为 11 个,因此将数据挖掘数分成两种类型。对总共包含 2884 个酵母菌基因的 17 个样本数据集进行标准类划分,并按照不同峰值时相条件下的基因表达水平进行分类,同时按照不同细胞周期将其分为 5 个时相,形成 5 种基因分类标准。本书选择 Windows 10 作为计算机模系统,其硬件配置 Intel 酷睿 i5 型 CPU,内存为 4G,所有测试过程都在 MATLABR2014a 环境中进行。

5.4.4.2 实验结果分析

将算法和 MDO、传统决策树算法,以及未改进的数据挖掘算法(Data

Mining Algorithm,DMA)进行比较。挖掘数据规模为 40,迭代次数 300 次;将急性白血病数据集聚为两类,酵母菌数据集聚为五类;通过实验确定式(5-4-7)中参数 λ_1 取 1,λ_2 取 1.8;d_low 设置为 0.0005。表 5-12 为四种算法进行 Leukaemia 测试得到的数据,表 5-13 为四种算法在 yeast 上的实验结果。

表 5-12 四种算法进行 Leukaemia 测试得到的数据

数据	均方残差 MSR/ 10^3	规模 V	行变动 Var/ 10^4
数据挖掘决策树算法	147.5	22 503	84.56
传统决策树算法	118.5	22 485	75.55
MDO	58.8	7692	511.8
DMA	56.7	8332	598.45

表 5-13 四种算法在 yeast 上的实验结果

实验结果	均方残差 MSR	规模 V	行变动 Var
数据挖掘决策树算法	0.2927	8118	0.9133
传统决策树算法	0.2754	7546	1.0964
MDO	0.2641	1556	1.8569
DMA	0.1948	1524	1.4524

表 5-12 和表 5-13 分别是数据挖掘决策树算法、决策树算法、MDO 算法和 DMA 算法在两个数据集上 10 次实验的平均值。

从表中前两行可以看出,决策树算法与数据挖掘决策树算法相比可以发现,两者的均方残差值依次降低了 19% 与 6%,并且数据挖掘决策树算法的规模也出现了小幅降低。因此,用数据挖掘决策树算法表现结果更佳;从表中后两行可以看出 DMA 和 MDO 算法的均方残差值相较于数据挖掘决策树算法有显著降低,出现上述结果的原因在于算法会对医疗疾病数据集先进行分类预测,成为具有相似表达波动的块,有效去除关联度较低的数据,因此造成后续数据挖掘矩阵容量的相对减小,不过相比于决策树算法,可以进一步提升数据挖掘矩阵的相似性,使数据挖掘质量获得明显改善;数据挖掘决策树算法和 MDO 算法相比,虽然规模相差不大,但是医疗疾病分类预测均方残差明显减小。说明数据挖掘决策树算法在医疗疾病分类预测上，相较于 MDO 算法在性能上有所提高，预测效果更佳。

　　医疗疾病分类是一项不存在明显规律的繁杂工作，应用数据挖掘方法获得表达波动行相同的子基因矩阵属于一类多目标优化问题。本文提出了一种基于数据挖掘决策树算法的医疗疾病分类预测方法。该方法先利用挖掘数据算法处理医疗疾病数据，根据决策树算法度量函数的值判断粒子的状态，以提高算法的全局预测能力。后经实验证明，本书提出的方法具有较好的全局优化能力，且预测效果更佳。

第6章 遗传算法及其医学应用

遗传算法(Genetic Algorithm,GA)是在 20 世纪 60 年代由美国密歇根大学的心理学教授、电子工程学和计算机科学教授 John Henry Holland 等人在对细胞自动机(gellular automata)进行研究时率先提出的一种随机自适应的全局搜索算法。

6.1 遗传算法概述

遗传算法吸收了生命科学与工程学科中的重要理论成果,用于解决复杂优化问题。遗传算法的基本原理基于达尔文(Darwin)的进化理论和以孟德尔(Mendel)的遗传学说为基础的现代遗传学。由于遗传算法是由进化论和遗传学机理而产生的直接搜索优化方法,故而在遗传算法的理论中要涉及各种进化和遗传学的概念。

生物的进化过程是一个不断往复的循环过程,如图 6-1 所示。进化过程伴随着种群的变异,种群中部分个体发生基因变异,成为新的个体。这样,原来的群体被经过选择、交叉和变异后的种群所取代,并进入下一个进化循环。

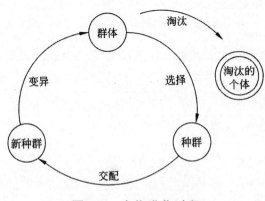

图 6-1 生物进化过程

图 6-2 简单描述了遗传基因重组的过程。基因杂交和突变可能会产生会环境适应性更强的后代,通过优胜劣汰的自然选择,适应值高的基因结构会被保存下来。

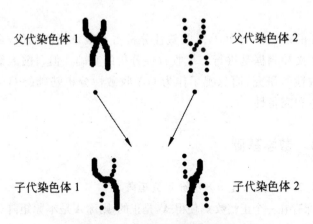

图 6-2 遗传基因重组过程

进化理论和现代遗传学为 Holland 寻求有效方法研究人工自适应系统提供了宝贵的思想源泉。图 6-3 揭示了遗传算法的思想来源及建立过程。

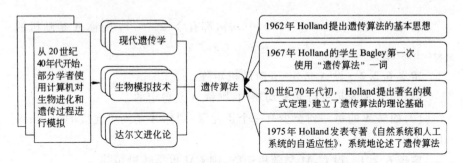

图 6-3 遗传算法思想来源及建立过程

遗传算法正是通过模拟自然界中生物的遗传进化过程,对优化问题的最优解进行搜索。遗传算法搜索全局最优解的过程是一个不断迭代的过程(每一次迭代相当于生物进化中的一次循环),随着算法的进行,优良的品质被逐渐保留并加以组合,从而不断产生出更佳的个体,并一代一代地向增加整体适应值的方向发展。这样的过程不断地重复,直到满足终止条件为止。

6.2 遗传算法收敛性定义和统一数学描述

在 GA 的理论研究中,GA 收敛性分析占有很重要的地位,全面而准确的收敛性定义和判据是进行 GA 收敛性分析的基础。但目前人们往往较注重 GA 收敛性的研究,而忽视了作为 GA 收敛性分析基础的 GA 收敛性定义的准确性和完备性。

6.2.1 数学基础

定义 6.2.1 设 A 是 $n \times n$ 阶非负矩阵。

(1)如果存在一个正整数 k,使得 A^k 是正的,则称 A 是本原矩阵(primitive)。

(2)如果存在方阵 C、T,使得 $A_{n \times n}$ 经过等价变换可表示为如下形式,则称 A 是可简约的(reducible),否则为不可简约的(irreducible)。

$$\begin{bmatrix} C_{r \times r} & 0 \\ R_{m \times r} & T_{m \times m} \end{bmatrix}$$

(3)如果对所有的 $i \in \{1, 2, \cdots, n\}$,都有 $\sum_{j=1}^{n} a_{ij} = 1$,则称 A 是随机的(stochastic)。

定义 6.2.2 设 A 是 $n \times n$ 阶随机矩阵。

(1)如果 A 的每一行元素均相同,则称 A 是稳定的。

(2)如果 A 的每一列至少有一个正元素,则称 A 是列可允许的 column-allowable)。

定理 6.2.1 设 C,M 是随机矩阵,则 CM 也是随机矩阵。

定理 6.2.2 设 C,M,S 是随机矩阵,且 M 是严格正的,S 是列可允许的,则乘积矩阵 CMS 是严格正的。

定理 6.2.3 设 $P_{n \times n}$ 为可简约的随机矩阵

$$P_{n \times n} = \begin{bmatrix} C_{m \times m} & 0 \\ R & T \end{bmatrix}$$

式中,$C_{m \times m}$ 为严格正或本原的随机方阵,而且 R,$T \neq 0$,则

$$P^{\infty} = \lim_{k \to \infty} P^k = \lim_{k \to \infty} \begin{bmatrix} C^k & 0 \\ \sum_{i=0}^{k-1} T^i R C^{k-i} & T^k \end{bmatrix} = \begin{bmatrix} C^{\infty} & 0 \\ R^{\infty} & 0 \end{bmatrix}$$

是稳定随机阵。

$$P^{\infty} = \begin{bmatrix} 1 \\ \vdots \\ 1 \end{bmatrix}_{n \times 1}^{T} [p_1^0, \cdots, p_i^\infty, 0 \cdots 0] = 1^{T} \cdot P^{\infty}$$

式中，p^∞ 唯一，且满足 $p_i^\infty > 0$ 对所有的 $i \in \{1,2,\cdots,m\}$，对所有的 $i \in \{m+1, m+2, \cdots, n\}$。

定义 6.2.3 设 $X = X_k, k=1,2,\cdots$ 是定义在概率空间上的离散参数随机过程，其状态空间 Ω 为有限集。如果 X 具有下列定义的 Markov 性（或无后效性），即对任意的非负整数 k，以及任意的状态 $i_0, i_1, \cdots, i_k \in \Omega$，只要 $P(X_0 = i_0, X_1 = i_1, \cdots, X_k = i_k) > 0$，总有

$$P(X_{k+1} = i_{k+1} \mid X_0 = i_0, X_1 = i_1, \cdots, X_k = i_k) = P(X_{k+1} = i_{k+1} \mid X_k = i_k)$$

成立，则称 X 为有限 Markov 链。

X 在时刻 k 处于状态 i 的条件下，经 m 步转移，在时刻 $k+m$ 到达状态 j 的条件概率称为 X 在时刻 k 的 m 步转移概率，记为 $P_{ij}(k, k+m)$。如果对一切 $i,j \in 0$，转移概率 $P_{ij}(k, k+m)$ 只依赖于状态 i,j 及步长而与初始时间 k 无关，则称 Markov 链是时间齐次的（简称时齐），记转移概率为

$$P_{ij}(m) = P_{ij}(k, k+m)$$

称 $P_{ij}(1)$ 为 Markov 链的一步转移概率，简记为 $P_{ij}, i,j \in 0$。以 P_{ij} 作为第 i 行第 j 列元素排列成矩阵 $P = [P_{ij}]$，P 称为状态转移概率矩阵。齐次有限 Markov 链的远期行为由其初始分布和一步转移概率决定。

定理 6.2.4（Markov 链基本极限定理） 设 P 是本原 Markov 链的状态转移矩阵，则

（1）存在唯一的概率向量 $q^T > 0$ 使

$$q^T P = q^T$$

（2）对于任一初始状态 i，其对应的初始概率向量为 e_i^T，有

$$\lim_{k \to \infty} e_i^T P^k = q^T$$

（3）有极限概率矩阵 $\lim_{k \to \infty} P^k = \bar{P}$，其中 $\bar{P}$ 的每一行均为 q^T。

6.2.2 遗传算法的收敛性定义

现有的 GA 收敛性定义一般从种群个体最大适应度角度进行描述，这种定义方式比较直观，但未能揭示 GA 收敛的本质，不便于进行理论分析。同时，目前 GA 的收敛性定义中仅给出了全局收敛的情况，所有 GA 的收敛性仅包含两种状态：全局收敛和非全局收敛。这种笼统的定义不利于对

GA 的运行状态进行细致分析,同时也不能准确描述 GA 中各遗传算子的作用。针对上述问题,本节从种群个体最大适应度和状态分布两个角度提出三组,共六种 GA 收敛性定义,以期对 GA 的收敛状态进行完整描述。

考虑全局优化问题

$$\max\{f(s):s \in S \subset R^n\};F:S \subset R^n \rightarrow R^1$$

设 S 为满足约束条件的所有个体的集合,且 $|S|=r;\Omega$ 为由 S 中 M 个个体构成的所有种群(状态)的集合,且 $|\Omega|=N$。

设 GA 种群状态分布变化可由下述 Markov 链描述

$$V(k+1)=V(k)P(k)$$

其中,$V(k)=[V^1(k),V^2(k),\cdots,V^n(k)]$ 为一概率向量,表示 k 时刻种群在状态空间 Ω 上的分布。$V^i(k)$ 表示在时刻 k 种群取 Ω 中某一状态 $T^{(i)}$ 的概率。$P(k)$ 为 Markov 链在 k 时刻的一步状态转移概率矩阵。

令 $S^* = \{s^* \in S:f(s^*)=\max\limits_{s_i \in S}f(s^*)\}$,设 $f(s_i)$ 在 S 上不恒为常数,从而存在一个 $s_0 \in S$,使得 $f(s_0)<\max\limits_{s_i \in S}f(s^*)$,故存在 $T^{(j)}=(s_0,s_0,s_0,\cdots,s_0) \in \Omega$,使得 $T^{(j)}S^*=\varnothing$。

在以上假定基础上,下面从种群个体最大适应度和状态分布两个角度分别给出 GA 的收敛性定义。

定义 6.2.4 设 $f(s_k^*)=\max\{f(s_{ki}),s_{ki} \in S,i=1,2,\cdots,M\},k=1,2,\cdots$,为第 k 代种群中个体最大适应度。若对任一初始种群,存在 $c=f(s_i),s_i \in S$,使得

$$\lim\limits_{k \rightarrow \infty}P(f(s_k^*)=c)=1$$

成立,则称 GA 收敛(广义收敛);否则称 GA 强不收敛。

定义 6.2.4′ 设 GA 由 $V(k+1):V(k)e(k)$ 表示,若对任一初始分布 $V(0)$,存在 $T^{(c)}=(s_c,s_c,s_c,\cdots,s_c) \in \Omega$,其中 $s_c \in S$ 使得

$$\lim\limits_{k \rightarrow \infty}\sum\limits_{T^{(i)} \cap T^{(c)} \neq \varnothing}V^i(k)=1 \qquad (6\text{-}2\text{-}1)$$

则称 GA 收敛(广义收敛);否则称 GA 强不收敛。

推论 6.2.1 若存在 $V(\infty)>0$,使得 $\lim\limits_{k \rightarrow \infty}V(k)=V(\infty)$,则称 GA 强不收敛。

当 $V(\infty)>0$ 时,相应的 Markov 链遍历,式(6-2-1)恒不成立。故 k 充分大时,种群状态的取值相当于以分布 $V(\infty)$ 随机抽样,当前种群不提供任何收敛信息。

定义 6.2.5 设 $f(s_k^*)=\max\{f(s_k^*),s_{ki} \in S,i=1,2,\cdots,M\},k=1,2,\cdots$,为第 k 代种群中个体最大适应度,若对任一初始种群,有

$$\lim_{k \to \infty} P(f(s_k^*) = f(s^*)) = 1$$

成立,则称 GA 收敛(全局收敛);否则称 GA 不收敛(非全局收敛)。

定义 6.2.5′　设 GA 由 $\boldsymbol{V}(k+1) = \boldsymbol{V}(k)\boldsymbol{P}(k)$ 表示,若对任一初始分布 $\boldsymbol{V}(0)$,有

$$\lim_{k \to \infty} P(f(s_k^*) = f(s^*)) = 1$$

则称 GA 收敛(全局收敛);否则称 GA 不收敛(非全局收敛)。

定义 6.2.6　设 $f(m_k) = \min\{f(s_{ki}), s_{ki} \in S, i = 1, 2, \cdots, M\}, k = 1, 2, \cdots,$ 为第 k 代种群中个体最小适应度。若对任一初始种群有

$$\lim_{k \to \infty} P(f(m_k) = f(s^*)) = 1$$

成立,则 GA 整体收敛;否则称 GA 非整体收敛。

定义 6.2.6′　令

$$
\begin{aligned}
T^* &= \{(s_1, s_2, s_3, \cdots, s_M)\} \in \Omega : f(s_1) = f(s_2) = f(s_3) \\
&= \cdots f(s_M) = \max_{s_i \in S} f(s_i)
\end{aligned}
$$

设 GA 由 $\boldsymbol{V}(k+1) = \boldsymbol{V}(k)\boldsymbol{P}(k)$ 表示,若对任一初始分布 $\boldsymbol{V}(0)$,有

$$\lim_{k \to \infty} \sum_{T^{(i)} \in T^*} \boldsymbol{V}^*(k) = 1$$

则称 GA 整体收敛;否则称 GA 非整体收敛。

定义 6.2.4′、6.2.5′、6.2.6′将 Ω 中每一个种群看作一个状态,从种群状态分布的角度描述了 $t \to \infty$ 时,GA 种群向最优状态的聚集程度,它更深入地揭示了 GA 全局收敛的本质。而定义 6.2.4、6.2.5、6.2.6 从种群中个体最大适应度的变化情况,描述了 $t \to \infty$ 时,种群个体最大适应度的极限状态。它更直接地表明了 GA 优化的目的,直观地给出了 GA 收敛的含义。这两类定义从不同的角度定义了 GA 的收敛性,在 GA 收敛性研究中起着不同的作用。一般来说,在 GA 的收敛性分析、证明中,常采用前一类以状态概率分布描述的收敛性定义,因为它将 GA 的收敛本质严格数学化,便于进行理论分析;而在 GA 实际应用中,如在判断 GA 何时找到最优解,GA 是否收敛等问题时采用后一类定义比较简单、直观。

定义 6.2.5、6.2.5′中 GA 收敛的概念为狭义的,指保证 GA 收敛到全局最优解即全局收敛,是 GA 收敛性研究中常用的定义。定义 6.2.4、6.2.4′中 GA 收敛性的概念为广义的,指保证 GA 收敛到解空间中的某一点(或某一状态),它既可以是问题的全局最优解(或全局最优状态),又可以是问题的局部极值点(或局部最优状态),还可以是非极值点(或非极值状态)。后两种情况即为 GA 搜索中常遇到的过早收敛。若 GA 仍不满足这种广义收敛性定义,则指 GA 不能收敛到解空间的任意一点,即强不收敛。

定义 6.2.6、6.2.6′为更严格意义上的 GA 收敛性判据,它指 GA 可否收敛到种群中每一个个体均为全局最优解的状态,即达到整体收敛。这一定义表明,整体收敛能保证种群中的任一个体概率为 1 的收敛到总体最优解集;种群个体适应度值的集中程度可作为判定当前解是否达到最优的一个十分合理的准则。

显然,从以上分析可得三种收敛性定义之间的关系如下:

若 GA 强不收敛,则它必不全局收敛;反之,则不然,GA 可能收敛到某一非全局最优状态。

若 GA 全局收敛,则它必满足定义 6.2.4 及 6.2.4′的条件,即广义收敛;反之,则不然。

若 GA 整体收敛,则它必全局和广义收敛;反之,则不然。

由以上 GA 的收敛性定义可将 GA 的运行状态细致地划分为四种情况:强不收敛、广义收敛、全局收敛和整体收敛。借助这些定义能够更详细、准确地描述 GA 的收敛性及各种遗传算子的作用,避免了 GA 收敛性研究中非此即彼的现象。这将在下一章 GA 收敛性分析中有充分体现。我们研究 GA 的目的就是合理修正 GA,使它"既要成熟又不要过早成熟;既要收敛,又不要过早收敛",即满足定义 6.2.5 及 6.2.5′的条件。

6.2.3 遗传算法的统一数学描述

由于 GA 操作的随机性,使得人们难以将传统的 GA 纳入恰当的便于分析的数学模型。Peck 等认为适合 GA 理论分析的方法应具备以下条件:

(1)理论应该以 GA 的基本过程单元及操作和产生机制为基础。这些因素包括遗传操作、适应性度量及种群的组织等;

(2)应该具有解释和预测的能力;

(3)关于算法的变形应该是稳健的,即对算法的变形和改进同样适用。

目前在分析 GA 收敛性时,较常用的是把 GA 整个种群看作一种状态分布,在一定条件下把 GA 的运行过程看成一个随时间演变的有限的马尔可夫链。本节将根据以上原则给出 GA 两种统一的清晰 Markov 链表示,作为后续 GA 理论分析的基础。

6.2.3.1 CMS 模型

该模型较简单、直观,对于进行 GA 特性的一般分析及 GA 简单变形的研究比较方便。

（1）模型描述。由遗传算法的工作原理可知，GA 是在有限维数的种群空间 Ω 中进行搜索，而且，在 GA 的搜索过程中，下一代新的种群 pop_{k+1} 的产生，仅依赖于当前种群 pop_k，而与前几代种群（$pop_{k-1}, pop_{k-2}, \cdots, pop_1, pop_0$）无关。所以，从一个给定的种群 pop_k 到达特定的种群的条件概率在任何时刻都不受有关原来变化结果的影响。由 Markov 链的定义可知，GA 的搜索过程具有 Markov 性，即无后效性，满足 Markov 准则。因此 GA 的搜索过程可由有限状态的 Markov 链描述。

设 $C_{ij}(k)$ 表示算法在第 k 步由 pop_k 经交叉变为 C_k 的概率，$M_{jm}(k)$ 表示算法在第 k 步由 C_k 经变异为 pop_k 的概率，$S_{mq}(k)$ 表示算法在第 k 步由 M_k 经选择变为 pop_{k+1} 的概率。由 Chapman-Kolmogorov 公式知，算法在第 k 步，由前一代种群 pop_k 到新一代种群 pop_{k+1} 的一步转移概率为

$$P_{iq}(k) = \sum_{m=1}^{N} \left(\sum_{j=1}^{N} C_{ij}(k) M_{jm}(k) \right) S_{mq}(k) \tag{6-2-2}$$

若用 $\boldsymbol{P}(k)$ 表示以 $P_{iq}(k)$ 为元素的 $N \times N$ 阶矩阵，则 GA 中种群的分布变化可由下述 Markov 链来表示

$$\boldsymbol{V}(k+1) = \boldsymbol{V}(k) \boldsymbol{P}(k) \tag{6-2-3}$$

式中，$\boldsymbol{V}(k) = [V^1(k), V^2(k), \cdots, V^N(k)]$ 为一概率向量，表示 k 时刻种群在状态空间 Ω 上的分布。$V^i(k)$ 表示在后时刻种群取 Ω 中某一状态 $T^{(i)}$ 的概率。

根据交叉、变异和选择的定义，$C_{ij}(k)$，$M_{jm}(k)$ 和 $S_{mq}(k)$ 具有以下性质：

$$\sum_{j=1}^{N} C_{ij}(k) = 1 \quad i = 1, 2, \cdots, N; k = 0, 1, 2, \cdots$$

$$M_{jm}(k) = \prod_{i=1}^{M} (P_m(k))^{h_i} (1 - P_m(k))^{l-h_i}$$

$$j, m = 1, 2, \cdots, N; k = 0, 1, 2, \cdots \tag{6-2-4}$$

$$S_{mq}(k) = \begin{cases} \prod_{s_i \in pop_{k+1}} f(s_i) / \left(\sum_{s_j \in M_k} f(s_j) \right)^M & pop_{k+1} \in M_k \\ 0 & \text{其他} \end{cases} \tag{6-2-5}$$

式中，$h_1, h_2, \cdots, h_M$ 为种群与对应个体之间的 Hamming 距离；$P_m(k)$ 为第 k 代种群的变异率。

若用 $\boldsymbol{C}(k)$、$\boldsymbol{M}(k)$ 和 $\boldsymbol{S}(k)$ 分别表示以 $C_{ij}(k)$ 和 $M_{jm}(k)$，$S_{mq}(k)$ 为元素的 $N \times N$ 阶矩阵，则 $\boldsymbol{P}(k) = \boldsymbol{C}(k) \boldsymbol{M}(k) \boldsymbol{S}(k)$。式（6-2-3）可进一步表示为

$$\boldsymbol{V}(k+1) = \boldsymbol{V}(k) \boldsymbol{C}(k) \boldsymbol{M}(k) \boldsymbol{S}(k) \tag{6-2-6}$$

由 GA 的 Markov 链表示式（6-2-6）知，在一个确定的 GA 中，当适应度函数调整方式、变异概率 $P_m(k)$ 及交叉方式和交叉概率 $P_c(k)$ 均不随 k 变

化时,$C_{ij}(k)$、$M_{jm}(k)$ 和 $S_{mq}(k)$ 均与 k 无关。相应的 $\boldsymbol{P}(k)$ 为常数阵,此时 GA 所对应的 Markov 链为一时齐 Markov 链

$$\boldsymbol{V}(k+1)=\boldsymbol{V}(k)\boldsymbol{P}=\boldsymbol{V}(k)CMS$$

由齐次有限 Markov 链的性质可知:GA 的状态将由其初始种群分布和状态转移概率矩阵 $\boldsymbol{P}$ 决定。

(2)SGA 收敛性分析。

下面将利用定义 6.2.4$'$ 分析 SGA 的收敛性。由以上分析可知,SGA 可由上述模型来描述。

对于 S_{mq},因为至少有一个 M_k 包含 pop_{k+1},故由式(6-2-5)知

$$\sum_{m=1}^{N} S_{mq} > 0, q = 1, 2, \cdots, N$$

即选择矩阵 $\boldsymbol{S}$ 为列允许矩阵。

令 $\rho = [min(1-P_m, P_m)]^{Ml} > 0$,由式(6-2-4)知

$$M_{jm} = \prod_{i=1}^{M} (P_m)^{h_i} (1 - P_m)^{l-h_i} \geqslant \rho > 0$$

故由式(6-2-2)得

$$P_{iq} = \sum_{m=1}^{N} (\sum_{j=1}^{N} C_{ij}M_{jm})S_{mq} \geqslant \sum_{m=1}^{N} (\sum_{j=1}^{N} C_{ij}\rho)S_{mq} = \rho \sum_{m=1}^{N} S_{mq} > 0$$

这样 GA 的状态转移概率矩阵为一正矩阵。由 Markov 链基本极限定理知,存在唯一的概率向量 $\boldsymbol{q}^{\mathrm{T}} > 0$ 使

$$\boldsymbol{q}^{\mathrm{T}}\boldsymbol{P} = \boldsymbol{q}^{\mathrm{T}}$$

且极限概率矩阵 $\lim\limits_{k\to\infty}\boldsymbol{P}^k = \overline{\boldsymbol{P}}$,其中 $\overline{\boldsymbol{P}}$ 的每一行均为 $\boldsymbol{q}^{\mathrm{T}}$。显然,对 Ω 中任意 $T^{(c)}$,都有

$$\lim_{k\to\infty} \sum_{T^{(i)} \cap T^{(c)} = \varnothing} V^i(k) > 0$$

则

$$\lim_{k\to\infty} \sum_{T^{(i)} \cap T^{(c)} = \varnothing} V^i(k) = \lim_{k\to\infty} \sum_{T^{(i)} \in \Omega} V^i(k) - \lim_{k\to\infty} \sum_{T^{(i)} \cap T^{(c)} = \varnothing} V^i(k)$$

$$= 1 - \lim_{k\to\infty} \sum_{T^{(i)} \cap T^{(c)} = \varnothing} V^i(k) < 1$$

则 SGA 强不收敛。

(3)由 SGA 的收敛性证明引出的改进 GA。

由上面内容可知 SGA 为强不收敛。其状态转移概率矩阵 $\boldsymbol{P} > 0$,状态极限概率分布 $q^{\infty} = [q_1, q_2, q_3, \cdots, q_N]$,其中 N 为种群状态空间维数式中,每个元素均大于 0。它说明不论种群的初始分布如何,Markov 链中的任何状态均有大于 0 的唯一的极限分布,从任意的状态 i 出发可在有限时间内

到达任意的状态 j。自然当 SGA 遍历状态空间,也就不能收敛到解空间中任意状态。从 SGA 不收敛的证明过程可以发现,其状态转移概率矩阵 $\boldsymbol{P}>0$ 是 SGA 不收敛的直接原因。而 $\boldsymbol{P}>0$ 主要是由变异转移概率矩阵 $\boldsymbol{M}>0$ 引起的;同时,选择概率矩阵 S 为列允许矩阵也是使 $\boldsymbol{P}>0$ 的一个原因。因此,为了使 SGA 收敛,从直观上看可有以下几种方法:

1)变异转移概率矩阵 $\boldsymbol{M}>0$ 是 SGA 不收敛的主要原因,在不改变其他算子的情况下,可考虑改变变异算子的作用方式以改变 $\boldsymbol{M}$ 的性质或去掉变异算子;

2)当变异算子以通常的方式作用时,可改变选择算子使 GA 收敛。此时要求选择转移概率矩阵必须为非列允许的;

3)关于 SGA 的收敛性分析均是基于时齐 Markov 链的结果,即在时齐情况下若 $\boldsymbol{P}>0$,GA 必强不收敛。因此可考虑引进时变的交叉、变异和选择算子,改变 SGA 的时齐性。而在非时齐情况下,$\boldsymbol{P}$ 随着时间而变化,此时 GA 的收敛性分析应严格按定义进行。

下面将分别进行讨论上述三种方法,并援引适当的例子加以说明。

1)改变变异算子。先考虑去掉变异算子,仅有交叉和选择算子作用下 GA 的收敛性。

定理 6.2.5　设 $\{\boldsymbol{V}(k),k\geqslant 0\}$ 为 SGA 当 $P_m=0$ 时对应的 Markov 链,$S^{(c)}$ 为单点型早熟集全体。它包含优化对象的所有全局最优点、局部最优点或非极值点构成的单点型早熟集,则 $\{\boldsymbol{V}(k),k\geqslant 0\}$ 以概率 1 收敛到 $S^{(c)}$。

它表明无变异的 SGA 总是收敛的。但这种意义上的收敛为广义收敛,它不一定收敛到全局最优解。

下面考虑改变变异算子作用方式使 SGA 收敛。Davis T E 的研究证明在 SGA 中加入模拟退火变异算子的 GA 可收敛到种群中所有个体均相同的状态。即当 $k\to\infty$ 时

$$q_i^\infty \begin{cases} >0 & \text{若种群 } i \text{ 中所有个体均相同} \\ =0 & \text{否则} \end{cases}$$

变异算子采用常规的位点变异,但变异概率按照模拟退火原理随着遗传代数的增加从 1/2 递减到 0。显然,这种方式下的 GA 也不能保证每次都收敛到全局最优解。Davis T E 进一步证明了仅引入时变的变异概率不能使 GA 达到全局收敛,它也从一个侧面说明选择算子在保证 GA 全局收敛中的重要作用。

2)改变选择算子,使 S 为非列允许。S 为列允许表明在 GA 搜索过程中,到达任一状态 j 的概率大于 0,即 $\sum_{i=1}^{N} P_{ij}>0$ 可设法构造一类选择算子,

使得状态空间中某些状态为不可达状态。常见的最优保留遗传算法(elitist genetic algorithm, EGA)即为改变选择矩阵使 GA 达到全局收敛,这里仅从改变选择矩阵的角度分析 EGA 的收敛性。下面讨论最常见的将最优个体保留在种群之外的 EGA。在这种情况下,最优个体不参与后续的遗传操作,仅作为独立于算法本身的 GA 迄今为止所发现最好个体的外部记录,对以前的算法本身无任何影响。

该 EGA 相当于将原来的种群状态空间扩展为 r_N,在以前随机选择操作的基础上加入了固定的选择策略,即选择子代与父代中最优个体作为新的子代种群中新增加的一个最优保留个体,和子代种群中其他个体一起构成新的子代,但这个保留个体不参与遗传操作。这时状态转移概率矩阵变为 $\boldsymbol{P}^+ = \boldsymbol{C}^+ \boldsymbol{M}^+ \boldsymbol{S}^+ \boldsymbol{U}$,其中 $\boldsymbol{C}^+, \boldsymbol{M}^+, \boldsymbol{S}^+$ 为扩展后的交叉、变异、选择转移概率矩阵,$\boldsymbol{U}$ 表示最优保留转移矩阵,实际为附加的选择操作矩阵。因最优保留操作对以前的矩阵不会产生任何影响,则扩展后的矩阵分别为

$$\boldsymbol{C}^+ = \begin{bmatrix} C & & & \\ & C & & \\ & & \ddots & \\ & & & C \end{bmatrix} \quad \boldsymbol{M}^+ = \begin{bmatrix} M & & & \\ & M & & \\ & & \ddots & \\ & & & M \end{bmatrix}$$

$$\boldsymbol{S}^+ = \begin{bmatrix} S & & & \\ & S & & \\ & & \ddots & \\ & & & S \end{bmatrix} \quad \boldsymbol{U} = \begin{bmatrix} u_{11} & & & \\ u_{21} & u_{22} & & \\ \vdots & \vdots & \ddots & \\ u_{2^l 1} & u_{2^l 2} & \cdots & u_{2^l 2^l} \end{bmatrix}$$

转移概率矩阵 $\boldsymbol{P}^+$ 中各元素的排列顺序满足:最优保留个体按从优到劣的顺序从左到右,从上到下排列;每个最优保留个体所对应的扩展前的种群空间按从优到劣的顺序排列,转移概率矩阵 $\boldsymbol{P}^+$ 左上角的元素为状态空间中的最优状态转移到其自身的概率,右下角的元素为状态空间中的最差状态转移到其自身的概率。转移概率矩阵中其他状态的排列顺序为从左向右及从上到下状态由优变差。其中状态的优劣按如下方法定义:

任给两个种群 S_i, S_j,设种群中码串个体

$$s_{ik} \in S_i, s_{jk} \in S_j, k = 1, 2, \cdots, M$$

按照其代表解的优劣程度从优到劣排序

$$S_i = \{s_{i1}, s_{i2}, s_{i3}, \cdots, s_{iM}\}$$
$$S_j = \{s_{j1}, s_{j2}, s_{j3}, \cdots, s_{jM}\}$$

若存在自然数 β,使得

$$f(s_{i\beta}) > f(s_{j\beta}) \text{且} f(s_{i(\beta-k)}) > f(s_{j(\beta-k)}), k = 1, 2, \cdots, \beta - 1$$

则称种群 S_i 优于 S_j。

设 s_{i0}, s_{j0} 分别为两个种群中保留的最优个体。$\boldsymbol{U}$ 中子矩阵即 u_{ij} 为 $N \times N$ 维,其元素为 1 或 0。$\boldsymbol{U}$ 矩阵为非列允许的。因为对于某状态 j,若其最优保留个体的适应度 s_{j0} 小于种群中个体最大适应度,此时根据最优保留的含义,此状态为不可达状态,即 $\sum\limits_{i=1}^{rN} u_{ij} = 0$。也就是说一个状态经过最优保留操作后或保持不变或变为更优的状态,而不会变差。由随机矩阵的性质知,$\boldsymbol{P}^+ = \boldsymbol{C}^+ \boldsymbol{M}^+ \boldsymbol{S}^+ \boldsymbol{U}$ 也将为非列允许,从而改变了 SGA 状态转移矩阵的正定性。我们的研究表明:EGA 收敛,且是全局收敛。它说明通过改变选择算子作用方式,使选择矩阵成为非列允许以达到 GA 收敛的可行性。因为它使某些状态为不可达状态,从而为 GA 提供了收敛到其他状态的可能性。在上述 EGA 中,即指使最优保留个体的适应度小于种群中个体最大适应度的状态为不可达,而最优保留个体大于或等于种群中个体最大适应度为可达状态,从而使种群不断进化到 Ω 中越来越好的状态,直至全局最优。

将父代与子代共同参与排序,取前一部分适应度较大的个体作为新的父代这一变形 EGA,也是通过改变选择方案使 S 为非列允许,从而达到全局收敛。同时,这种 EGA 不仅全局收敛,而且还整体收敛。

3)改变 SGA 的时齐性。考虑引入时变选择方案以达到收敛的改进 GA。下面从两方面改变选择算子的作用方式:允许父代与子代共同参与随机选择;选择算子为时变,即

$$S_{mq}(k) = \begin{cases} \prod\limits_{s_i \in pop_{k+1}} \mathrm{e}^{f(s_i)/T_k} \Big/ \Big(\sum\limits_{s_j \in (M_k \bigcup pop_k)} \mathrm{e}^{f(s_j)/T_k} \Big)^M & pop_{k+1} \in (M_k \bigcup pop_k) \\ 0 & \text{其他} \end{cases}$$

也即相当于加入适应度函数的指数调整方案,且调整强度随时间而加大,以使整个遗传进化过程保持适当的选择压力。他们还进一步证明,采用常规的非时变交叉、变异操作,在上述改进选择策略下的 GA 是全局收敛的,而且还是整体收敛的。在改变变异算子小节中,Davis T E 引入时变的变异率,实际同时也是通过改变 GA 的时变性来使 GA 收敛的例子。

6.2.3.2　概率模型

该模型首先将二进制编码的 GA 表示为随机向量序列,然后依据概率论原理得到给定随机向量的概率分配,以此获得 GA 的随机模型。

设 $|S|$ 是长度为 2 的二进制串的集合,且 $r = |S| = 2^l$。令 pop 是以 S 中元素构成的种群,M 为种群规模,Ω 是所有种群的集合,$N = |\Omega|$。

定义 6.2.7　令 $\boldsymbol{Z}$ 是 $r \times N$ 的矩阵,它的每一列代表 Ω 中某一种群。$\boldsymbol{Z}$ 的第 i 列 $\phi_i = (z_{0,i}, z_{1,i}, , z_{r-1,i})^{\mathrm{T}}$ 是第 i 个种群 pop_i 的关联向量。即

$$z_{y,i} = 种群 \, pop_i \, 中含有个体串 \, y \, 的数目$$

其中，整数 y 为二进制个体串所对应的十进制值，且从 0 开始。

矩阵 $\mathbf{Z}$ 代表了所有规模为 $\mathbf{M}$ 的可能种群集合。由概率论的知识显然可得以下定理：

定理 6.2.6 Ω 的维数为 $\mathbf{N} = \begin{pmatrix} M+r-1 \\ M \end{pmatrix}$。

为了便于分析，引入以下概念：将每一个种群看作一个状态，经过各种遗传操作，种群的进化过程也即为从一个状态到另一状态的转移过程。显然 GA 的当前状态只与其前一状态有关，因此可将 GA 看作是具有 N 个可能状态的 Markov 链。

下面来确定从种群 pop_i 转移到 pop_j 的概率。这样一旦得到 Markov 链的状态转移矩阵，便得到 GA 的 Markov 链模型。

设 $\mathbf{P}_i(y)$ 为种群 pop_i 在 GA 作用下经过遗传操作产生个体串 y 的概率，则从种群 pop_i 产生与 pop_j 中各种串相同的概率为

$$\prod_{y=0}^{r-1} \left[P_i(y) \right]^{z_{y,j}}$$

下面计算在共肘步时选择到这些串的数目正好与 pop_j 中对应数目相同的组合数。

假设先选择串 0，则选择到串 0 为 $z_{0,j}$ 个的方式共有 $\begin{pmatrix} M \\ z_{0,j} \end{pmatrix}$ 种。再选择串 1 时，由于只剩下 $M - z_{0,j}$ 个位置，故选择到串 1 为 $z_{1,j}$ 个的方式共有 $\begin{pmatrix} M - z_{0,j} \\ z_{1,j} \end{pmatrix}$ 种，于是在 M 次选择重组过程中正好产生种群 pop_j 的可能方式共有

$$\begin{pmatrix} M \\ z_{0,j} \end{pmatrix} \begin{pmatrix} M - z_{0,j} \\ z_{1,j} \end{pmatrix} \cdots \begin{pmatrix} M - z_{0,j} - z_{1,j} - \cdots - z_{r-2,j} \\ z_{r-1,j} \end{pmatrix} = \frac{M!}{z_{0,j}! \, z_{1,j}! \cdots z_{r-1,j}!}$$

在上述计算中，我们假设选择各种串的次序为 $0, 1, \cdots, r-1$。而由上式易知，其结果并不依赖于这些串的选择次序。

综上可知，从种群 pop_i 转移到种群 pop_j 的概率为

$$P_{ij} = \frac{M!}{z_{0,j}! z_{1,j}! \cdots z_{r-1,j}!} \prod_{y=0}^{r-1} \{ P_i(y) \}^{z_{y,j}} = M! \prod_{y=0}^{r-1} \frac{\{ P_i(y) \}^{z_{y,j}}}{z_{y,j}!}$$

由 $P_i(y)$ 的定义知，$P_i(y)$ 为单个选择重组后作用于 pop_i 时产生串 y 的概率，即 pop_i 在遗传算子作用下产生的种群中串 y 的期望比值。由于 y 在 pop_i 中的个数比值为 $\frac{z_{y,i}}{M}$，此处 $z_{y,i}$ 表示向量 $\phi_i = (z_{0,i}, z_{1,i}, \cdots, z_{r-1,i})^{\mathrm{T}}$ 对应于串 y 的分量。在每个选择步，串 y 被选择到的概率为

$$\frac{(F_{\phi_i})(y)}{|F_{\phi_i}|}$$

再经重组（交叉和变异）, y 在新种群中的期望比值即 $P_i(y)$ 为

$$P_i(y)=\frac{\mu\left[(F_{\phi_i})(y)\right]}{|F_{\phi_i}|}$$

从而有

$$P_{ij}=M!\prod_{y=0}^{r-1}\frac{\left\{\mu\left[(F_{\phi_i})(y)/|F_{\phi_i}|\right]\right\}^{z_{y,j}}}{z_{y,j}!}$$

这样就得到了 GA 的精确数学模型。Markov 链的状态由矩阵 Z 的各列给出,且各状态间的转移概率由 P_{ij} 得到。其中, μ 算子的具体表示方式可参考 Vose. M. D 或 Nix A 和 Vose. M. D 的文章。

6.3　标准遗传算法

6.3.1　染色体编码

对于一个实际的待优化的问题,应用遗传算法,首先需要解决问题解的表示,即染色体的编码方式。目前用于染色体编码的方法有许多种,这里我们仅对二进制编码方式进行讨论。

将问题的解表示为适于遗传算法进行操作的二进制子串,即染色体串,一般包括以下几个步骤。

(1)根据实际问题确定待寻优的参数。

(2)确定每一个参数的变化范围,并用一个二进制数来表示。例如,若参数 α 的变化范围为 $[\alpha_{\min}, \alpha_{\max}]$,用一位二进制数 b 来表示,则二者之间满足

$$\alpha=\alpha_{\min}+\frac{b}{2^m-1}(\alpha_{\max}-\alpha_{\min})$$

为尽量减小遗传算法计算的复杂性,应在满足精度要求的情况下尽量取小的字长 m。当 m 变得很大时,将急剧增加算法操作的复杂度。

(3)将所有表示参数的二进制数串接起来组成一个长的二进制字串。该字串的每一位只有 0 或 1 两种取值。该字串即为遗传算法可以操作的对象。

6.3.2　初始种群的产生

初始群体是遗传算法搜索寻优的出发点。群体规模越大,搜索的范围

也就越广,但是每代的遗传操作时间也相应变长。产生初始种群的方法通常有两种。

(1)完全随机产生,适于对问题的解无任何先验知识的情况。设要操作的二进制字串总共 p 位,则最多可以有 2^p 种选择,设初始种群取 n 个样本($n<2^p$)。

(2)具有某些先验知识的情况,首先将这些先验知识转变为必须满足的一组要求,然后在满足这些要求的解中再随机地选取样本。使用这一方法选择初始种群可使遗传算法更快地到达最优。

6.3.3 适应值的设计

适应值是衡量个体优劣的标志,也是执行遗传算法"优胜劣汰"的依据。适应值函数的选择直接影响到遗传算法的收敛速度以及能否找到最优解。

(1)待求解的目标函数作为适应值函数。

如果目标函数 $f(x)$ 为最大化问题,可令适应值函数

$$F(f(x))=f(x)$$

如果目标函数 $f(x)$ 为最小化问题,则有

$$F(f(x))=-f(x)$$

(2)利用界限构造法确定适应值函数。

如果目标函数为最小问题,则有

$$F(f(x))=\begin{cases} c_{\max}-f(x), & f(x)<x_{\max} \\ 0, & \text{其他} \end{cases} \quad (c_{\max} 为 f(x) 的最大估计值)$$

如果目标函数为最大问题,则有

$$F(f(x))=\begin{cases} f(x)-c_{\min}, & f(x)>x_{\min} \\ 0, & \text{其他} \end{cases} \quad (c_{\max} 为 f(x) 的最小估计值)$$

界限构造法是对第一种方法的改进,但是其预先估计困难或不精确。

(3)假设 c 为目标函数界限的保守估计值。

如果目标函数为最小问题,则有

$$F(f(x))=\frac{1}{1+c+f(x)} c\geqslant 0, c+f(x)\geqslant 0$$

如果目标函数为最大问题,则有

$$F(f(x))=\frac{1}{1+c-f(x)} c\geqslant 0, c-f(x)\geqslant 0$$

由于实际问题本身情况的不同,适应值的计算可能很复杂也可能很简单。在某些情况下需要结合两种方法求得适应值。

6.4　遗传算法流程

在遗传算法中,通过随机方式产生若干个所求解问题的数字编码,即染色体,形成初始种群;通过适应度函数给每个个体一个数值评价,淘汰低适应度的个体,选择高适应度的个体参加遗传操作,经过遗传操作后的个体集合形成下一代新的种群。再对这个新种群进行下一轮进化。这就是遗传算法的基本原理。简单遗传算法框图如图 6-4 所示。

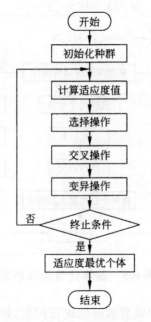

图 6-4　简单遗传算法框图

基本的遗传算法框图如图 6-5 所示,其中 GEN 是当前代数。

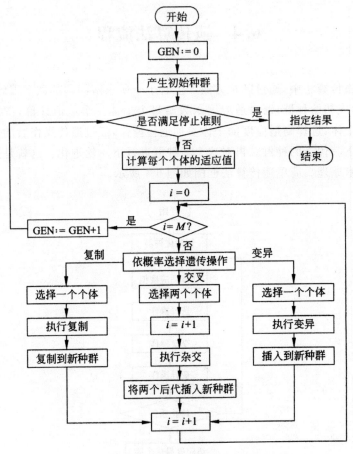

图 6-5　基本遗传算法框图

这部分开始首先给出需要求解的优化问题,即寻找 $f(x)=x^2$ 当自变量 x 在 $0\sim31$ 取整数值时函数的最大值。

6.4.1　选择操作

个体串按照它们的适应值进行选择复制。通过该操作可以将优良个体插入下一代新群体。

本例中可直接取适应值 $f(x)=x^2$,种群的初始串及对应的适应值如表 6-1 所示。

表 6-1　种群的初始串及对应的适应值

标号	串	适应值	占整体比例（%）
1	01101	169	14.4
2	11000	576	49.2
3	01000	64	5.5
4	10011	361	30.9
总计（初始种群整体）		1170	100.0

选择操作可以通过随机方法来实现。

(1)使用计算机程序,考虑首先产生 0~1 均匀分布的随机数,若某串的选择概率为 40%,则当产生的随机数在 0~0.4 时该串被选择,否则该串被淘汰。

(2)轮盘法。群体中的每个当前串按照其适应值的比例在盘面上占据相应的一块区域,个体被选中的概率取决于个体的相对适应值。依照表 6-1 可以绘制出轮盘赌转盘如图 6-6 所示。

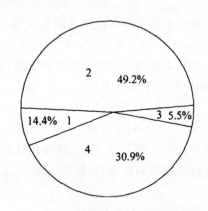

图 6-6　按适应值所占比例划分的轮盘

经选择复制后的新种群为:01101,11000,11000,10011。可以看出,这里串 1 被选择一次,串 2 被选择两次,串 3 被淘汰,串 4 也被选择一次。表 6-2 为选择操作之前的各项详细数据。

表 6-2 选择操作之前的各项数据

串号	随机生成的初始种群	x 值	$f(x) = x^2$	选择的概率 $\dfrac{f_i}{\sum f_i}$	期望的选择数 $\dfrac{f_i}{\bar{f_i}}$	实际得到的选择数
1	01101	13	169	0.14	0.58	1
2	11000	24	576	0.49	1.97	2
3	01000	8	64	0.06	0.22	0
4	10011	19	361	0.31	1.23	1
总计			1170	1.00	4.00	4
平均			293	0.25	1.00	1
最大值			576	0.49	1.97	2

6.4.2 交叉操作

交叉是产生新个体的主要手段。设位串的长度为 l，则串的 l 个数字位之间的空隙标记为 $1,2,\cdots,l-1$。从 $[1,l-1]$ 中随机地选取一整数位置 k，则将两个父母串中从位置 k 到串末尾的子串互相交换，从而形成两个新串。例如，本例表 6-2 中初始配对个体位串为

$$A_1 = 0110|1$$
$$A_2 = 1100|0$$

位串的字符长度为 $l=5$。假定从 $1\sim4$ 间随机选取一个值 $k=4$，则串 A_1 和 A_2 将第 5 位进行交换得到新串 A_1' 和 A_2'，即

$$A_1' = 01100$$
$$A_2' = 11001$$

该例中，结果串 1 和串 2 配对，串 3 和串 4 配对。由前面已知，串 1(01101) 和串 2(11000) 的交叉点为 4，二者只交换最后一位，从而生成两个新串 01100 和 11001。剩下的两个串在位置 2 交叉，结果生成两个新串 11011 和 10000。交叉操作的具体步骤如表 6-3 所示。

表 6-3　选择操作之后的各项数据

新串号	选择操作后的匹配池	匹配对象（随机选取）	交叉点（随机选取）	新种群	x 值	$f(x)=x^2$
1	01101	2	4	01100	12	144
2	11000	1	4	11001	25	625
3	11000	4	2	11011	27	729
4	10011	3	2	10000	16	256
总计						1754
平均						439
最大值						729

6.4.3　变异操作

变异操作是从一个旧种群中选择生命力弱（即适应值小或选择概率小）的个体位串产生新种群的过程。该操作可以防止一些有用的遗传因子丢失，起到恢复串位多样性的作用。

假设变异概率为 0.001，则对于该种群总共有 $20\times0.001=0.02$ 个串位的变异可能性，所以本例中无串位值的改变。

通过对比表 6-2 和表 6-3 发现，经过一次选择、交叉、变异操作后，最优的和平均的目标函数值均有所提高。种群的平均适应值和最大适应值也都有所提高。可见，每经过这样的一次遗传算法步骤，问题的解便朝着最优解的方向前进了一步。如果这个过程一直进行下去，它将最终走向全局最优解。

6.5　基于种群多样性的模糊遗传算法

FGA 性能的优劣直接取决于 FLC 的设计，它包括输入、输出变量的选择，模糊规则的确定等。本节借鉴 FGA 的设计思想，利用多样性指标作为 FLC 的输入，设计基于种群多样性（PD）的 FGA，在线动态控制 GA 的交叉、变异率。

通过调整 GA 运行过程中 PD 的大小，保持合理的 EER，以提高 GA 的全局收敛性能。利用 P_c 和 P_m 控制交叉、变异算子的作用强度,以产生 PD 或利用当前 PD;它们的联合作用使得 GA 能够以较合理的方式有效控制 PD,达到 EER 的均衡。另一方面,利用 D_{gw} 探测当前 PD 的大小,$\overline{f}/f_{max}$ 检验当前 PD 质量的好坏,$number$ 判断种群的进化阶段和收敛情况。若检测到有用的多样性,且当前种群的多样性较高,则减小变异率,而设置适当的交叉率以充分利用当前种群的有用基因块;反之,则增加变异率,以尽快舍弃不好的个体;增加 PD,以探索更好搜索空间。当种群个体质量较好,且种群处于进化后期,应设置较小的和使种群逐渐趋于全局收敛;反之,则应取较大的和以探索更好的搜索空间。

6.5.1 FLC 输入、输出变量的选择

由分析可知,GA 的过早收敛与 PD 的下降有密切关系。因此,为了保证合理的 EER,防止 GA 早熟,PD 应作为 FLC 的一个重要输入。设计中将对研究 GA 过早收敛有重要意义的多样性指标 D_{gw} 作为 FLC 的输入量,它表明当前种群遗传漂移的程度和进化能力。此外,为了保证 GA 收敛速度和性能的提高,应保持或产生在某种程度上有利于产生优秀个体的有用的多样性,而不是任意的多样性。因此,选用 $\overline{f}/f_{max}$ 作为衡量当前 PD 是否有用的指标,也将它作为 FLC 的输入。其中 $\overline{f}$ 为当前种群的平均适应度,f_{max} 为最优个体适应度。一般般基于 PD 的 AGA 或 FGA 仅采用上述两类输入量之一。实际上,前一类输入代表了 PD 数量大小,而后一类代表了 PD 质量好坏。只有将两类输入量统一起来,才能对当前种群状态进行完整描述。最后,为了判断种群的进化阶段,采用 $number$ 记录种群的最大适应度值连续多少代没有变化了,其值大小表示了算法的收敛情况。

已知 $D_{gw} \in [0, 0.25]$。其值越大,表明当前种群个体间差异越大,种群具有越强的进化能力,GA 越不易过早收敛。$\overline{f}/f_{max}$,其值越接近 1,表明当前种群个体质量越好,当前多样性越有利于产生最优个体。$number \in [0, 30]$ 其值越大表明 GA 越接近于全局收敛,算法处于进化阶段后期。

FLC 的输出为 P_c 和 P_m,$P_c \in [0.4, 0.9]$,$P_m \in [0.005, 0.1]$。输入、输出的语言变量集均为{低,中,高}。

6.5.2 输入、输出变量隶属函数的确定

根据输入量 D_{gw},$number$ 和 $\overline{f}/f_{max}$ 以及输出量 P_c 和 P_m 的变化范围及对应的语言变量集合(均分为大、中、小三档),分别定义其隶属函数如图 6-7

所示,隶数函数划分的原则是变量取值集中的范围划分的较细。

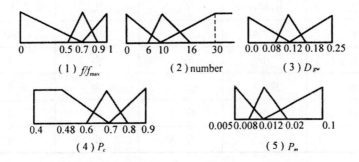

图 6-7　模糊控制器输入输出变量隶属函数

6.5.3　模糊控制规则的确定

根据 FGA 设计的基本思想,得到如表 6-4 所示的模糊控制规则表。用这些规则根据种群进化情况适时调整 P_c 和 P_m,以得到其最优的参数,使种群向最优解方向进化。这里采用最小值推理器、单值模糊产生器、中心平均模糊消除器及三角形隶属函数组成的模糊逻辑系统作为模糊控制器在线调整遗传算法的交叉率和变异率。这种模糊模型的推理规则及隶属函数是根据人的经验直接得到的,有效的利用了已有的有关遗传算法的知识和经验。

表 6-4　模糊控制规则表(P_m/P_c)

$\bar{f}/f_{max}$	number	D_{gw}	P_m	P_c
小	—	小	大	大
小	—	中	大	中
小	—	大	中	大
中	—	小	大	中
中	—	大	小	中
大	小	—	小	大
大	中	小,中	小	中
大	大	小	小	小
中,小	小	—	小	大

$\bar{f}/f_{max}$	number	D_{gw}	P_m	P_c
中	中/大	—	中	中
小	小	—	小	大
小	中/大	—	大	中
—	小	中/大	小	大
—	大	中/大	小	中

6.5.4　算法性能验证

为了检验 FGA 的全局收敛性能,选用两个典型的多峰函数:

$$f_1 = 0.45 - (\sin^2\sqrt{x_1^2 + x_2^2} - 0.5)/(1.0 + 0.001(x_1^2 + x_2^2))^2$$
$$100 < x_1, x_2 < 100$$

此函数有无数个局部极大值,最大值为 1。它的最大值周围有一圈脊,他们的取值均为 0.990 283,因此很容易停滞在此局部极大值点。

$$f_2 = 0.002 + \sum_{j=1}^{25} \frac{1}{(j + \sum_{i=1}^{2} (x_i - a_{ij})^6)}, \quad -65.536 \leqslant x_i < 65.536$$

其中

$$(a_{1j}) = (-32, -16, 0, 16, 32, -32, -16, 0, 16, 32, -32,$$
$$-16, 0, 16, 32, -32, -16, 0, 16, 32, -32, -16, 0, 16, 32)$$
$$(a_{2j}) = (-32, -32, -32, -32, -32, -16, -16, -16, -16, -16,$$
$$16, 16, 16, 16, 16, 32, 32, 32, 32, 32, 0, 0, 0, 0, 0)$$

此函数有 25 个分散的尖峰,各极值点相距较远。因此一旦陷入局部极值,很难跳出。要求算法具有较强的探索新搜索空间的能力。

把简单改进的遗传算法(SMGA)和 FGA 的寻优结果进行对比,二者遗传算子及参数设置如表 6-5 所示,不同之处就是 SMGA 的 P_c 和 P_m 开始设定后固定不变,而 FGA 的 P_c 和 P_m 则由 FLC 在线调整。为了消除 GA 随机性带来的干扰,重复运行 50 次,取它们每一代最大值的平均值绘出曲线,如图 6-8 所示。横轴为进化代数(Generation),纵轴为进化过程中各代的最大适应度值(Maxfit)。

表 6-5　SMGA 和 FGA 参数设置

算法设置	编码方法	选择策略	交叉	变异	P_c	P_m	种群规模	串的长度	
SMGA	二进制编码	最佳个体保存	两点交叉	逆位变异	0.75	0.01	30	F_1	20 位×2 个
FGA								F_2	10 位×2 个

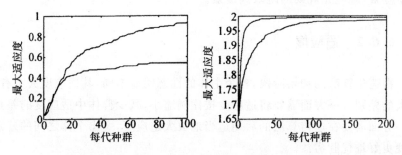

图 6-8　FGA 与 SMGA 的优化效果对比（f_1，f_2）

从图 6-8 可以看出，FGA 趋近于全局最优解的速度比 SMGA 要快得多，几乎每代种群最好个体的适应度均高于 SMGA，显示了较好的性能。同时对 50 次寻优结果进行统计分析得表 6-6，最优解的精度为 0.001。可以看出，FGA 可以更大概率找到最优解，全局收敛性能较 SMGA 有较大改进。说明通过合理控制 GA 运行过程中 PD 的变化，能够有效克服过早收敛，改善 GA 的性能。验证了利用 D_{gw} 衡量种群进化能力以及用 $\bar{f}/f_{\max}$ 衡量多样性质量的有效性。

表 6-6　找到最优解的概率统计

找到最优解的概率	函数 f_1	函数 f_2
SMGA	11/50	12/50
FGA	22/50	41/50

6.6　遗传算法的改进

6.6.1　编码

近年来，格雷码开始在遗传算法中被采用，它是一种循环的二进制字符串。格雷码 b_i 与普通二进制数 a_i 的转换如下：

$$b_i = \begin{cases} a_i, i=1 \\ a_{i-1} \oplus a_i, i>1 （\oplus 表示以 2 为模的加运算） \end{cases}$$

采用格雷码能够提高遗传算法的收敛速度。在进行变异操作时，格雷码某个字符的突变很有可能使字符串变为相邻的另一个字符串，从而实现顺序搜索，避免无规则的跳跃式搜索。

6.6.2　适应度

在遗传算法的初始阶段，各个个体的性态明显不同，其适应度大小有着很大的差别。一方面需要将适应度按比例缩小，减少群体中适应度的差别；另一方面需要在遗传算法的后期适当地放大适应度，突出个体之间的差别，以便更好地优胜劣汰。

(1)线性缩放。如果用 f' 表示缩放后的适应度，f 表示缩放前的适应度，a、b 表示相关系数。则无论是缩小还是放大，都可以用下式表示：

$$f' = af + b$$

(2)方差缩放。方差缩放技术主要是根据适应度的离散情况进行缩放。对于适应度离散的群体，调整量要大一些，反之，调整量较少。如果用 $\bar{f}$ 表示适应度的均值，δ 表示群体适应度的标准差，C 为系数。则具体的调整方法可以用下式表示：

$$f' = f + (\bar{f} - C \cdot \delta)$$

(3)指数缩放。

$$f' = f^k$$

无论哪种调整适应度的方法，都是为了修改各个体性能的差距，以便体现"优胜劣汰"的原则。

6.6.3　混合遗传算法

混合遗传算法是将遗传算法同其他优化算法有机结合，以便得到性能更优的算法，提高遗传算法求解问题的能力。

目前，混合遗传算法体现在两个方面。

(1)引入局部搜索过程；

(2)增加编码交叉的操作过程。

混合的思想能够成功地使得到的混合算法在性能上超过原有的遗传算

法。例如,并行组合模拟退火算法、贪婪遗传算法、遗传比率切割算法、遗传爬山法、免疫遗传算法等都是混合遗传算法的成功实例。

6.7　基于遗传算法的多模态病变图像关联挖掘仿真

通过单一成像设备对病变信息进行获取往往无法为医生提供充足的病理信息,此时需要用多种成像设备对病人的同一病变部位进行多次成像,并对通过多种成像设备得到的图像进行融合以及比较分析,才能获取更加全面的病变部位相关信息,从而帮助医生对疾病进行更加准确的判断并提出更具针对性的治疗方案。而图像采集技术在医学界的应用与普及,使医学治疗领域与临床诊断领域出现了多种医学成像设备,为医生对疾病的诊断提供了不同特性的多种医学图像,这些图像通常来源于各种成像设备,因此具备多模态的特征,能够为医生对疾病的诊断提供决定性的关键信息,这些图像被统一称为多模态病变图像[①]。

当前多模态病变图像的获取方式有基于刚体模型的多模态病变图像、基于图像灰度的多模态病变图像、基于图像特征点的多模态病变图像[②]。其中基于刚体模型的多模态病变图像主要是结合最近邻点迭代法、斜面匹配法与头帽法对病变图像进行获取,并利用初步获取的病变图像建立头表面模型,利用搜索算法对头表面模型的空间变换参数进行获取,从而得到病变图像的多模态特征;基于图像灰度的多模态病变图像主要是结合多项式函数、基函数等变换函数对图像进行空间变换,并通过空间变换对其他图像中的同一部位或器官进行拟合,从而实现病变图像多模态特征的获取;基于图像特征点的多模态病变图像主要是通过图像的外部特征点与内部特征点对多幅图像的重要拐角、曲面、曲线等对应特征进行匹配,并通过对应特征的匹配度对图像的几何变换方式进行决定,从而获取病变图像的多模态特征[③]。这几种传统多模态病变图像的获取方法都有一个共同的问题,即图像挖掘误差较大,因此提出一种基于遗传算法的多模态病变

---

①　胡钟骏,周泓. 改进遗传算法的需求可拆分车辆路径优化研究[J]. 计算机仿真,2018,35(43):280-283.

②　胡慧君,刘亚,刘茂福,等. 面向微博图文关系识别的统一特征空间映射方法[J]. 武汉大学学报(理学版),2017,63(65):448-452.

③　刘鑫,李大海. 基于遗传算法的相位差异技术图像恢复[J]. 四川大学学报(自然科学版),2018,55(64):1191-1197.

图像,通过实验验证了该多模态病变图像的图像挖掘误差小于传统多模态病变图像的获取方法。

6.7.1 基于遗传算法的多模态病变图像合成

6.7.1.1 病变图像互信息归一化

首先获取病变图像 Shannon 信息熵中条件熵与联合熵的关系,接着根据病变图像 Shannon 信息熵关系对病变图像的互信息进行归一化处理[1]。根据 Shannon 信息熵的定义,对病变图像中随机特征变量的熵进行定义,如式(6-7-1)所示,其中随机特征变量中包含的事件集合为 $\{x_1, x_2, \cdots, x_n\}$。

$$H(X) = \sum_{i=1}^{n} p(x_i) \lg \frac{1}{p(x_i)}$$

$$= -\sum_{i=1}^{n} p(x_i) \lg p(x_i) \tag{6-7-1}$$

其中,$H(X)$ 代表随机特征变量的熵;X 代表随机特征变量;$p(x_i)$ 代表事件 x_i 发生的概率[2]。假设病变图像中两个随机特征变量分别为 Y 与 Z,并且 Y 与 Z 的取值范围分别是 $\{y_1, y_2, \cdots, y_n\}$ 与 $\{z_1, z_2, \cdots, z_n\}$,则 Y 与 Z 的概率条件分布密度分别为 $\{p(y_i | z_j) | i = 1, 2, \cdots, n, j = 1, 2, \cdots, n\}$ 与 $\{p(z_j | y_i) | j = 1, 2, \cdots, n, i = 1, 2, \cdots, n\}$,这两个随机特征变量的序偶随机量可以用 (Y, Z) 来表示,取值范围是 $\{(y_i | z_j) | i = 1, 2, \cdots, n, j = 1, 2, \cdots, n\}$,这两个随机特征变量序偶随机量的概率联合分布密度是 $\{p(y_i, z_j) | i = 1, 2, \cdots, n, j = 1, 2, \cdots, n\}$,则这两个随机特征变量的联合熵可以用公式(6-7-2)来表示:

$$H(Y, Z) = -\sum_{i-1}^{n} \sum_{j-1}^{n} p(y_i, z_j) \log p(y_i, z_j) \tag{6-7-2}$$

其中,$H(Y, Z)$ 指的是两个随机特征变量的联合熵,代表的是序偶随机量 (Y, Z) 的不确定性或随机性。

接着对两个随机特征变量 Y 与 Z 的条件熵进行定义,如公式(6-7-3)和公式(6-7-4):

$$H(Y | Z) = -\sum_{i-1}^{n} \sum_{j-1}^{n} p(y_i, z_j) \log p(y_i | z_j) \tag{6-7-3}$$

---

[1] 葛彭祥,叶沛,李桂华. 基于遗传算法的数字图像相关法在微位移测量中的应用[J]. 光学学报,2018,35(36):1206-1211.

[2] 胡少兴,查红彬,马成林. 基于遗传算法的种子图像目标点模式匹配[J]. 中国图像图形学报,2018,18(25):533-539.

$$H(Z|Y) = -\sum_{i-1}^{n}\sum_{j-1}^{n}p(y_i,z_j)\log p(z_j|y_i) \tag{6-7-4}$$

其中,$H(Y|Z)$ 与 $H(Z|Y)$ 分别代表两个随机特征变量 Y 与 Z 的条件熵,通过条件熵可以在确定一个已知随机特征变量时,对另一个随机特征变量的不确定性进行度量。经过计算得到两个随机特征变量条件熵与联合熵的关系:

$$H(Y,Z) = H(Y) + H(Z|Y) = H(Z) + H(Y|Z) \tag{6-7-5}$$

当两个随机特征变量 Y 与 Z 处于独立状态时,则它们的条件熵与联合熵的关系如下:

$$H(Y,Z) = H(Y) + H(Y) \tag{6-7-6}$$

$$H(Z|Y) = H(Z) \tag{6-7-7}$$

$$H(Y|Z) = H(Y) \tag{6-7-8}$$

根据随机特征变量中条件熵与联合熵的关系对病变图像的互信息进行归一化处理,利用 $H(Y)$ 与 $H(Z)$ 表示两个随机特征变量 Y 与 Z 的熵,则其互信息的定义如下:

$$I(Y,Z) = \sum_{y,z}p_{YZ}(y,z)\log_2\frac{p_{YZ}(y,z)}{p_Y(z)*p_Z(y)} \tag{6-7-9}$$

利用熵的形式对互信息进行描述:

$$I(Y,Z) = H(Y) + H(Z) - H(Y,Z) \tag{6-7-10}$$

进一步用条件熵与联合熵对互信息进行描述:

$$I(Y,Z) = I(Y,Z) - H(Y|Z) = H(Z) - H(Z|Y) \tag{6-7-11}$$

通过病变图像互信息的描述可以得到其性质,如表 6-7 所示。

表 6-7　病变图像互信息性质

性质	满足公式	具体描述
非负性	$I(Y,Z) \geqslant 0$	互信息始终保持大于等于 0
对称性	$I(Y,Z) = I(Z,Y)$	随机特征变量 Y 包含 Z 的信息与随机特征变量 Z 包含 Y 的信息始终相等
有界性	$I(Y,Z) \leqslant \min\{H(Y),H(Z)\}$	随机特征变量 Y 与 Z 相互包含的信息始终小于各自包含的信息
自信息性	$I(Y,Y) = H(Y)$	随机特征变量 Y 中自身相关信息与其包含信息相等
独立性	$I(Y,Z) = 0 \Leftrightarrow P(Y,Z) = P(Y)*P(Z)$	当随机特征变量 Y 与 Z 不相关时,不能从其中一个随机特征变量获取另一个随机特征变量的信息

由于随机特征变量具备以上性质,因此必须对其进行归一化处理,处理方式如下:

$$NMI(Y,Z) = \frac{H(Y) + H(Z)}{H(Y,Z)} \tag{6.7.12}$$

6.7.1.2 最优模态搜索

在完成病变图像互信息的归一化处理后,基于遗传算法对病变图像互信息的最优解即病变图像的最优模态进行搜索[①]。首先确定病变图像互信息的编码方式:对图像 x 轴方向的平移距离 t_x、y 轴方向的平移距离 t_y、旋转角 α 这 3 个参数进行实数编码,对剩余参数采取二进制编码方式,编码中的各个数字都代表病变图像的一个模态[②]。

接着对适应度函数进行确定,首先获取每个病变图像模态的适应值:对实际待优化模态的目标函数进行转换以获取模态适应值。利用病变图像互信息对适应度函数进行描述:在 T 这一变换下,最优模态搜索函数为:

$$I(T) = \sum_{y,z} P_{YZ}(y,z) \log_2 \frac{P_{YZ}(y,z)}{P_Y(y)P_Z(z)} \tag{6-7-13}$$

并通过模态适应值对遗传算法的参数进行确定,包括算法最大执行代数 N、种群数目 P,准确选择算法参数可以提高最优模态搜索效率,并减少程序运行时间,通常最大执行代数 N 与算法收敛速度直接相关,而种群数目 P 在 10 到 160 之间取值[③]。利用实验法对最大执行代数 N、种群数目 P 的取值进行确定,测试不同的取值组合,所获得的参数列表如表 6-8 所示。

表6-8　不同取值组合下的参数列表

(N,P)	次数	α	t_x	t_y
(20,21)	1	2.46	−10.15	−8.31
	2	1.66	−11.56	−8.12
(20,31)	1	0.28	−8.16	−13.09
	2	0.08	−6.36	−10.95

① 杨剑,宋超峰,宋文爱,等. 基于遗传算法的模糊 RBF 神经网络对遥感图像分类[J]. 小型微型计算机系统,2018,11(23):621-624.

② 吴建辉,杨永舒,陈华. 免疫双向蛙跳算法及其在多峰函数优化中的应用[J]. 计算机工程,2018,44(49):1184-1191.

③ 楼建强,戴文战,李俊峰. 基于非下采样 Contourlet 变换的自适应医学图像融合算法[J]. 应用科学学报,2017,35(6):763-774.

续表

（N,P）	次数	α	t_x	t_y
（20,41）	1	0.18	−10.23	−10.38
	2	0.87	−10.29	−6.43
（30,21）	1	1.86	−10.23	−10.87
	2	0.55	−9.78	−10.67
（30,31）	1	2.91	−9.81	−9.07
	2	1.63	−9.38	−9.49
（30,41）	1	1.30	−9.09	−10.05
	2	0.16	−10.26	−9.87
（40,21）	1	1.01	−10.16	−8.99
	2	0.16	−17.00	−13.06
（40,31）	1	0.81	−10.37	−10.00
	2	0.20	−10.85	−8.94
（40,41）	1	0.11	−10.05	−9.48
	2	0	−9.84	−10.26
实际参数		−10	−10	0

根据表 6-8 的实验结果并考虑遗传算法自身的稳定性，P 与 N 的取值分别为 41,40。最后需要对遗传算法的运行停止条件进行确定，即当遗传算法到达最大执行代数后停止搜索，则算法达到最大执行代数后，病变图像的最优模态就是种群中的最优个体。完成遗传算法的准备工作后，对算法进行执行，其具体执行步骤如图 6-9 所示。

6.7.1.3　实现多模态病变图像的合成

完成最优模态搜索后，建立最优模态获取模型以获取多种成像设备病变图像的最优模态，从而进行多模态病变图像的合成，实现多模态病变图像的获取。最优模态获取模型主要以 SegNet 和 DeconvNet 为基础，通过病变图像模态数据，以特定多路网络分割复合训练的方式，在最优模态搜索训练中引入反卷积网络模型，通过最优模态搜索训练实现对多种成像设备所获取病变图像的最优模态获取。最优模态获取模型的结构如图 6-10 所示。

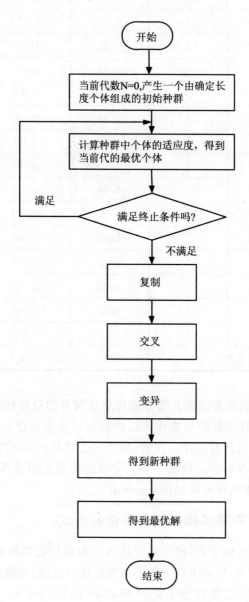

图 6-9 算法具体执行步骤

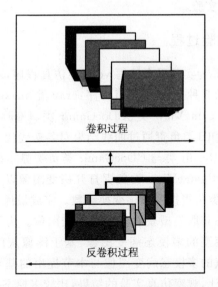

图 6-10　最优模态获取模型结构

如图 6-10 所示,最优模态搜索训练中包括两个训练部分:卷积训练部分与反卷积训练部分,其中卷积训练部分是对模态进行编码,反卷积训练部分是对最优模态进行解码,编码与解码均通过反卷积网络模型来进行。在最优模态搜索训练中,可以将卷积网络视为一种特征提取器,其主要作用是在成像设备病变图像中对模态的特征描述进行提取,而反卷积网络可以视为一种形状生成器,其主要作用是通过模态的特征描述对最优模态进行提取,最后利用 softmax 网络进行最优模态提取结果的生成。卷积网络中包含的卷积层数量共 13 个,通过池化层与激活层能够连接这些卷积层,除此之外,卷积网络还包括两个全连接层,这两个全连接层能够对特定类映射起到加强作用,卷积网络主要通过池化操作实现模态特征描述的提取。而反卷积网络是一种卷积网络的镜像结构,通过反池化操作来实现最优模态的提取。

获取多种成像设备病变图像的最优模态后,对多模态病变图像进行合成。对多种成像设备病变图像中的多个最优模态进行整合,引入深度神经网络对模态整合结果进行训练,从而获得最优模态整合结果,实现多模态病变图像的合成。综上所述,通过病变图像互信息归一化、最优模态搜索建立最优模态获取模型,从而实现了基于遗传算法的多模态病变图像合成。

6.7.2　仿真实验

为了检测本节提出的基于遗传算法的多模态病变图像,基于 Matlab

Web 平台进行仿真实验。

6.7.2.1　实验过程

以 Matlab Web 为实验平台编写 vc 模型仿真程序,对最优模态获取模型进行仿真,共包括 8 种 vc 模型仿真程序:gray 类、maxdisplay 类、CResult 类、CPrImage 类、CgameView 类、CDocGamir 类、CGa 类、CDIB 类,其中 maxdisplay 类与 CDIB 类负责通过曲线结果对各迭代代数的最大适应度变化情况进行显示;CResult 类与 CDocGamir 类负责显示病变图像的最优模态;CPrImage 类与 CgameView 类负责打开病变图像以及获取最优变换参数;CGa 类与 gray 类负责搜索最优变换参数。完成最优模态获取模型的仿真后,通过最优模态获取模型获取多模态病变图像。为了保证实验的有效性,使用基于刚体模型的多模态病变图像、基于图像灰度的多模态病变图像、基于图像特征点的多模态病变图像与本节提出的基于遗传算法的多模态病变图像进行对比,观察仿真实验的结果,比较多模态病变图像挖掘误差的大小。其中多模态病变图像挖掘误差的定义如下:

$$mse = \sqrt{\sum_T (t_x - t_y)^2 \alpha} \qquad (6\text{-}7\text{-}14)$$

为了减少多模态病变图像的图像挖掘误差,实验中的病变图像都进行了同样程度的灰度调整。每种多模态病变图像各自进行三次实验。本次实验以脑部作为病变图像部位。

6.7.2.2　实验结果

基于刚体模型的多模态病变图像、基于图像灰度的多模态病变图像、基于图像特征点的多模态病变图像、基于遗传算法的多模态病变图像的获取结果如图 6-11 所示。

实验获取的具体数据如表 6-9 所示。

通过表 6-9 可知,基于刚体模型的多模态病变图像的平均图像挖掘误差为 0.41;基于图像灰度的多模态病变图像的平均图像挖掘误差为 0.2;基于图像特征点的多模态病变图像的平均图像挖掘误差为 0.19;基于遗传算法的多模态病变图像的平均图像挖掘误差为 0.063,通过比较可知,基于遗传算法的多模态病变图像的图像挖掘误差最小,证明本节提出的多模态病变图像更加精准,将其应用在医学领域能够提升医生诊断疾病的效率。

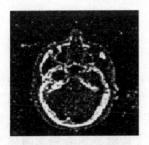

（a）基于刚体模型的多模态病变图像

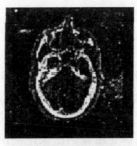

（b）基于图像灰度的多模态病变图像

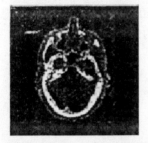

（c）基于图像特征点的多模态病变图像

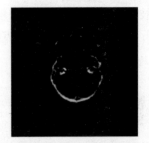

（d）基于遗传算法的多模态病变图像

图 6-11　不同方法的多模态病变图像对比图

表 6-9　实验获取具体数据

实验方法	实验次数	x 轴方向平移距离	y 轴方向平移距离	旋转角	*mse*
基于刚体模型的多模态病变图像	1	−10.66	−10.51	0.86	0.86
	2	−9.59	−9.81	0.24	0.24
	3	−10.15	−10.13	0.18	0.18
基于图像灰度的多模态病变图像	1	−9.86	−9.96	0.32	0.23
	2	−10.03	−9.81	0.59	0.29
	3	−9.9	−9.88	0.08	0.08
基于图像特征点的多模态病变图像	1	−10.01	−10.24	0.12	0.22
	2	−9.74	−9.95	0.21	0.21
	3	−10.12	−10.35	0.14	0.14
基于遗传算法的多模态病变图像	1	−10.13	−9.70	0.46	0.05
	2	−9.70	−10.21	0.14	0.06
	3	−10.09	−9.97	0.35	0.08

6.7.3 实验小结

基于遗传算法的多模态病变图像通过病变图像互信息归一化、最优模态搜索建立最优模态获取模型,并通过该模型获取多种成像设备病变图像的最优模态,进行多模态病变图像的合成,实现多模态病变图像的获取。该多模态病变图像的图像挖掘误差较小,相较于传统多模态病变图像来说更加精准,对医疗界的意义重大,有助于医生对病变部位的疾病诊断,是医学影像技术的一种发展,能够获取全面、有效、互补的病变部位医疗信息,在提升治疗效果与追踪病理变化方面有着卓越的效果。

参考文献

[1]卢朝霞.健康医疗大数据:理论与实践[M].北京:电子工业出版社,2017.

[2]于广军,杨佳泓.医疗大数据[M].上海:上海科学技术出版社,2015.

[3]刘勇,马良,张惠珍,等.智能优化算法[M].上海:上海人民出版社,2019.

[4]谭志明,罗敏.健康医疗大数据与人工智慧[M].广州:华南理工大学出版社,2019.

[5]金小桃.健康医疗大数据[M].北京:人民卫生出版社,2019.

[6]徐曼,沈江,余海燕.大数据医疗[M].北京:机械工业出版社,2017.

[7]张维朋,徐颖.数据挖掘在医学中的应用[M].北京:原子能出版社,2018.

[8]邵学杰.医疗革命——医学数据挖掘的理论与实践[M].北京:电子工业出版社,2016.

[9]包子阳,余记周,杨杉.智能优化算法及其MATLAB实例[M].2版.北京:电子工业出版社,2018.

[10]陈新河.赢在大数据:金融/电信/媒体/医疗/旅游/数据市场行业大数据应用典型案例[M].北京:电子工业出版社,2017.

[11][美]克瑞莎·泰勒(Krisa Tailor).医疗革命:大数据与分析如何改变医疗模式[M].刘雁,译北京:机械工业出版社,2016.

[12]石胜飞.大数据分析与挖掘[M].北京:人民邮电出版社,2018.

[13]张良均,王路,谭立云,等.Python数据分析与挖掘实战[M].北京:机械工业出版社,2015.

[14]任昱衡,姜斌,李倩星,等.数据挖掘:你必须知道的32个经典案例[M].2版.北京:电子工业出版社,2018.

[15]周英,卓金武,卞月青.大数据挖掘系统方法与实例分析[M].北京:机械工业出版社,2016.

[16]喻梅,于健.数据分析与数据挖掘[M].北京:清华大学出版社,2018.

[17]王宏志.大数据分析原理与实践[M].北京:机械工业出版社,2017.

[18]吕晓玲,宋捷.大数据挖掘与统计机器学习[M].北京:中国人民大学出版社,2016.

[19]简祯富,许嘉裕.大数据分析与数据挖掘[M].北京:清华大学出版社,2016.

[20]王振武.数据挖掘算法原理与实现[M].2版.北京:清华大学出版社,2017.

[21]王朝霞.数据挖掘[M].北京:电子工业出版社,2018.

[22]周苏,王文.大数据导论[M].北京:清华大学出版社,2016.

[23]刘鹏,张燕,张重生,等.大数据[M].北京:电子工业出版社,2017.

[24]毛国君,段丽娟.数据挖掘原理与算法[M].3版.北京:清华大学出版社,2015.

[25]薛付忠.健康医疗大数据驱动的健康管理学理论方法体系[J].山东大学学报(医学版),2017,55(06):1-29.

[26]许培海,黄匡时.我国健康医疗大数据的现状、问题及对策[J].中国数字医学,2017,12(05):24-26.

[27]孟群,毕丹,张一鸣,等.健康医疗大数据的发展现状与应用模式研究[J].中国卫生信息管理杂志,2016,13(06):547-552.

[28]罗旭,刘友江.医疗大数据研究现状及其临床应用[J].医学信息学杂志,2015,36(05):10-14.

[29]陆易,黄正行,俞思伟,等.临床医疗大数据研究现状与展望[J].医疗卫生装备,2017,38(03):112-115.

[30]徐志祥,王莹.我国医疗行业大数据应用现状及政策建议[J].中国卫生信息管理杂志,2017,14(06):822-825.

[31]杨继武.大数据时代背景下数据挖掘技术的应用[J].电子技术与软件工程,2019(02):163.

[32]秦文哲,陈进,董力.大数据背景下医学数据挖掘的研究进展及应用[J].中国胸心血管外科临床杂志,2016,23(01):55-60.

[33]刘婵桢,王友俊.医学数据挖掘技术与应用研究[J].生物医学工程学杂志,2014,31(05):1182-1186.

[34]牟冬梅,冯超,王萍.数据挖掘方法在医学领域的应用及SWOT分析[J].医学信息学杂志,2015,36(01):53-57.

[35]贾克斌,李含婧,袁野.基于Apriori算法的数据挖掘在移动医疗系统中的应用[J].北京工业大学学报,2017,43(03):394-401+322.

[36]胡涛.基于关联规则的数据挖掘算法[J].电子技术与软件工程,2018(02):186.

[37]姚纯旭,嵇承栋,付强强,等.临床医学数据的分析方法与利用[J].中国医药导报,2017,14(35):163-167.

[38]彭程,文雨,李楚畅.基于决策树算法的医疗大数据[J].信息技术与信息化,2018(09):70-74.

[39]张雷,王云光.健康大数据挖掘方法研究综述[J].软件导刊,2018,17(03):1-3+6.

[40]宋波,朱甜甜,于旭,等.医疗大数据在肿瘤疾病中的应用研究[J].中国数字医学,2017,12(08):35-37+64.

[41]孙涛,徐秀林.基于机器学习的医疗大数据分析与临床应用[J].软件导刊,2019,18(11):10-14.

[42]王巡,杜方辉.基于 Hadoop 的 C4.5 决策树算法在心脏病诊断中的应用[J].信息技术与信息化,2017(Z1):36-40.

[43]宋波,杨艳利,冯云霞.医疗大数据研究进展[J].转化医学杂志,2016,5(05):298-300+316.

[44]杨薇,崔英子,杨海森,等.医疗大数据在中医药研究领域的应用与思考[J].长春中医药大学学报,2016,32(03):625-627.

[45]陈萌.遗传算法的数据挖掘技术在医疗大数据中的应用研究[J].中国管理信息化,2019,22(08):173-174.

[46]胡钟骏,周泓.改进遗传算法的需求可拆分车辆路径优化研究[J].计算机仿真,2018,35(43):280-283.

[47]胡慧君,刘亚,刘茂福,等.面向微博图文关系识别的统一特征空间映射方法[J].武汉大学学报(理学版),2017,63(65):448-452.

[48]刘鑫,李大海.基于遗传算法的相位差异技术图像恢复[J].四川大学学报(自然科学版),2018,55(64):1191-1197.

[49]葛彭祥,叶沛,李桂华.基于遗传算法的数字图像相关法在微位移测量中的应用[J].光学学报,2018,35(36):1206-1211.

[50]胡少兴,查红彬,马成林.基于遗传算法的种子图像目标点模式匹配[J].中国图像图形学报,2018,18(25):533-539.

[51]杨剑,宋超峰,宋文爱,等.基于遗传算法的模糊 RBF 神经网络对遥感图像分类[J].小型微型计算机系统,2018,11(23):621-624.

[52]吴建辉,杨永舒,陈华.免疫双向蛙跳算法及其在多峰函数优化中的应用[J].计算机工程,2018,44(49):1184-1191.

[53]楼建强,戴文战,李俊峰.基于非下采样 Contourlet 变换的自适应医学图像融合算法[J].应用科学学报,2017,35(6):763-774.

[54]李震,吴俊君,高强.基于改进遗传算法的微小图像边缘特征快速

识别研究[J].机械设计与制造工程,2019,48(51):113-113.

[55]Shukla S K,Tiwari M K Ga guided cluster based fuzzy decision tree for reactive ion etching modeling:a data mining approach[J]. IEEE Transactions on Semiconductor Manufacturing,2012,25(1):45-56.

[56]Ronowicz J,Thommes M,Kleinebudde P,et al. A data mining approach to optimize pellets manufacturing process based on a decision tree algorithm [J]. European Journal of Pharmaceutical Sciences,2015,73:44-48.

[57]Kim K. A hybrid classification algorithm by subspace partitioning through semi-supervised decision tree[J]. Pattern Recognition,2016,60:157-163.

[58]Lee S,Park I. Application of decision tree model for the ground subsidence hazard mapping near abandoned underground coal mines[J]. Journal of Environmental Management,2013,127(2):166-176.

[59]Westman E,Muehlboeck J S,Simmons A. Combining mri and csf measures for classification of alzheimer's disease and prediction of mild cognitive impairment conversion[J]. Neuroimage,2012,62(1):229-238.

[60]Mcpherson S,Barbosa-Leiker C,Short R,et al. Classification of chronic kidney disease biomarkers to predict coronary artery calcium[J]. Kidney & Blood Pressure Research,2012,36(1):26-35.

[61]张继荣,王向阳.基于 XML 数据挖掘的 Apriori 算法的研究与改进[J].计算机测量与控制,2016,24(6):178-180.

[62]张新英,付川南.一种高效的多类型数据挖掘算法[J].中国电子科学研究院学报,2017,12(4):359-364.

[63]唐晓东.基于关联规则映射的生物信息网络多维数据挖掘算法[J].计算机应用研究,2015,32(6):1614-1616.

[64]王莉君,何政伟,冯平兴.基于 ICA 的异常数据挖掘算法研究[J].电子科技大学学报,2015,44(2):211-214.

[65]张继福,李永红,秦啸,等.基于 MapReduce 与相关子空间的局部离群数据挖掘算法[J].软件学报,2015,26(5):1079-1095.

[66]王慧,张翠羽.基于改进遗传算法的网络差异数据挖掘算法[J].计算机仿真,2015,32(5):311-314.

[67]宋万洋,李国和,吴卫江,等.基于平衡准确率和规模的决策树剪枝算法[J].科学技术与工程,2016,16(16):79-82.